沪上中医名家养生保健指南丛书

总主编 施 杞　执行总主编 李其忠　黄琴峰

常见中医外科疾病的预防和护养

主编 唐汉钧　执行主编 沈 亮

上海市老教授协会
上海中医药大学老教授协会 编著

复旦大学出版社

弘揚名家養生之道

服务人民健康事业

賀《沪上中医名家养生保健指南丛书》出版

陳凱先 二○一三年 九月

發揚中華文明精髓

發展中國特色養生

賀《沪上中醫名家養生保健指南⟨之五⟩》出版

汤钊猷

二〇一三年九月

健康来自科学的生活方式

复旦大学上海医学院内科学教授 杨秉辉

2013.7.

常见中医外科疾病的预防和护养

编 委 会

Foreword

序 1

　　"人民身体健康是全面建成小康社会的重要内涵，是每一个人成长和实现幸福生活的重要基础。"这是习近平总书记在会见全国体育界先进代表时的讲话，说明健康对个人和社会的重要性。

　　《沪上中医名家养生保健指南丛书》是上海市老教授协会和上海中医药大学老教授协会经过协商、策划而编著的一套系列丛书，本丛书的出版得到了李从恺先生的大力支持。本丛书的总编施杞教授曾多次获得国家级、上海市科技进步奖，也曾获得"上海市劳动模范"、"上海市教书育人楷模"等荣誉称号，是德高望重的著名中医学家、上海市名中医，在中医临床上积累了丰富的经验；两位执行总主编也都有着深厚的中医学术功底和科普著作编著经验；各分册主编都是具有几十年临床经验的中医资深专家，在无病先防、有病早治和病后调养等方面都有独到而卓有成效的方法。专家们也感到，由于优质医疗资源的缺乏，每次门诊人数较多，而无法给病人解答更多的疑问，在防病和自我保健上也无法讲深讲透，因此冀望通过编著科普书籍来缓解这一矛盾。在编写过程中，他们结合现代医学知识对疾病进行分析，更重要的是把中医千百年来的实践和知识穿插其中；既考虑权威性，又考虑大众化；既继承了中医名家的经验，又奉献了自己的临证心得,体现了原创性。他们撰写认真,几易其稿,将本丛书和许多其他的养生书籍区别开来,以期正本清源,更好地为人民健康服务。

"人生百岁不是梦",但要靠自己对身体的养护和医护人员的帮助。由于非医务人员在医学知识和技能上的缺乏,建议生病之后要到正规医疗场所治疗,因此本丛书没有把治疗疾病列为重点篇幅,重点在未病先防和病后调养上。书中既有大量的食疗知识,又有简单的草药使用,还有一些健身方法,可供普通民众自我预防、调养和护理,非常实用。

本丛书将学术、临证经验和科普写作方式准确地揉合在一起,相信在防病和病后调养中能给普通民众提供更多的便利,使全民的健康水平得到提升。

王生洪

2013 年 10 月

Foreword

序 2

近年来,随着民众物质生活水平的大幅提高,养生保健意识亦随之日趋增强。当人们衣食无忧之后,对自身的健康、自身的生命会格外珍视,古今中外,无不如此。可见,对养生保健的重视程度,是一个群体、一个地区,乃至一个民族富裕程度和文明程度的晴雨表。然而,伴随"养生热"的兴起,充斥市场的养生药物、养生食材、养生书籍、养生讲座、养生会所等也乱象丛生,良莠不齐,令人无所适从,这一现象已引起政府和民众的高度关注。有鉴于此,广大民众热切企盼中医药学各专业领域的著名老专家、老教授发出他们的声音。上海中医药大学老教授协会及上海市老教授协会协同复旦大学出版社,策划、编撰、出版本系列丛书,正是为了顺应这种社会需求和时代潮流。

早在中医药学的经典著作《黄帝内经》就告诫从医者:追求健康长寿,是人之常情。医生应该向患者指出疾病的危害性,使患者认真对待疾病;医生应该告诉患者疾病的可愈性,以增强其战胜疾病的信心;医生应该告诉患者如何治疗疾病和病后护养,重视患者在疾病防治过程中的主体作用;医生应该设法解除患者的消极情绪,以减轻患者的心理压力。医生的这种解释和劝慰,即便是不甚明了医理的人,也没有不听从的。时隔两千多年,《黄帝内经》的这段话语,依然是我们医生责无旁贷的天职所在。

　　本系列丛书的各分册主编,均为沪上中医药学界资深教授、名老中医。他们凭借丰厚的学术底蕴、丰富的临证经验、丰满的编撰热情,组织相关团队,历经年余,几易其稿,其撰著态度之认真、内容取舍之严谨、遣词用句之精致,绝不亚于学术专著的撰写。

　　本系列丛书共计 12 分册,内容遍及中医内科、中医外科、中医妇科、中医肿瘤、中医骨伤科、中医耳鼻咽喉科等。每分册以常见病证为篇名,首先简要介绍疾病概况,包括临床表现、诊断依据、致病原因、常规治疗及预后转归等中西医知识。其次着重介绍养生指导,包括发病前预防和发病后养护两部分:前者针对常见病证的发病原因,如感受外邪、卫表不固、情志内伤、饮食失调、起居不慎、禀赋亏虚等,提出预防该病证的具体措施与方法;后者针对该病证的主要临床表现、发病过程及预后转归等,提出有针对性的护养措施,如药物护养、情志护养、起居护养、饮食护养、运动护养、按摩护养等内容。

　　本系列丛书的编写原则通俗易懂,深入浅出;侧重养生,突出实用;力求权威性与大众化结合,做到以中为主,中西并述。

上海中医药大学老教授协会会长　施杞

2013 年 10 月

Preface

前　言

　　《常见中医外科疾病的预防和护养》是根据上海市老教授协会的建议和社区居民养生保健的需求,组织编写的系列丛书之一。

　　中医外科疾病的范畴较为广泛,有急性和慢性外科感染(疮疡)、甲状腺疾患、乳腺病、周围血管病、泌尿外科病、皮肤病、外科杂病等。由于是谈疾病的养生保健,所以每节的第一部分简述疾病的概况、病因、诊治、转归及预后等,包括中医、西医的内容,使读者对这个疾病有一个简要的认知。第二部分简述该病的保健、养生、防护指导,亦分为二,前一部分为发病前预防,联系该病的发病原因,提出预防措施;后一部分为发病后养护,联系该病病因、证候、转归、预后,提出相关的防护、保健、养生措施。每节的正文前都设有引子,列举简要病案,引发读者兴趣,并提出一些疑问,使读者有欲望阅读正文,求取答案。文末根据该病的特点,设有相关医患问答,不仅可补充正文的医学科技含量,亦可满足读者可能发生的问题。所以这是一本适合广大市民与家庭、社区的保健养生参考书。鉴于《常见中医外科疾病的预防和护养》是一本家庭保健养生科普读物,既要把握内容的科学性,又要通俗易懂、实用可读。为此,邀请了临床一线的主任医师刘晓鸫,副主任医师程亦勤、高尚璞、沈亮、王云飞、邢捷共同撰写,三易其稿,历时半年余,方始完成。

　　由于我们对于通俗读物的撰写缺乏经验,难免存在不足,望读者见谅,敬请不吝指正,待以后修正、充实与完善。

唐汉钧

2013 年 10 月

Contents

目　录

第一章
常见疮疡疾病 ………………………………………… 1

第一节　疖肿与疔疮 ……………………………… 1

第二节　化脓性腮腺炎和"大嘴巴" ……………… 6

第三节　急性、慢性淋巴结炎 …………………… 11

第四节　颈部淋巴结结核（瘰疬） ……………… 15

第五节　痈与"脑疽"、"发背" …………………… 21

第六节　丹毒（流火）与象皮腿 ………………… 25

第七节　慢性皮肤溃疡与老烂脚 ………………… 30

第二章
常见甲状腺疾病 …………………………………… 38

第一节　甲状腺腺瘤 ……………………………… 38

第二节　结节性甲状腺肿 ………………………… 42

第三节　甲状腺炎 ………………………………… 48

第四节　甲状腺癌术后 …………………………… 53

沪上中医名家养生保健指南丛书

第三章
常见乳腺疾病 ······ 60

第一节　乳腺增生 ······ 60

第二节　急性乳腺炎 ······ 67

第三节　浆细胞性乳腺炎 ······ 73

第四节　乳房异常发育症 ······ 79

第五节　乳腺癌术后 ······ 83

第四章
常见皮肤疾病 ······ 93

第一节　痤疮 ······ 93

第二节　斑秃 ······ 97

第三节　色斑（黄褐斑） ······ 102

第四节　疣 ······ 107

第五节　癣 ······ 112

第六节　带状疱疹 ······ 118

第七节　神经性皮炎 ······ 122

第八节　荨麻疹 ······ 125

第九节　银屑病 ······ 131

第十节　湿疹 ······ 137

第五章
常见周围血管病 ······ 143

第一节　下肢静脉曲张综合征 ······ 143

第二节　血栓性静脉炎 ······ 148

第三节　血栓闭塞性脉管炎 ······ 153

第四节　闭塞性动脉粥样硬化足坏疽和
　　　　糖尿病性肢端坏疽 ······ 158

第六章
常见泌尿系疾病 ············· 166

第一节　前列腺炎 ··············· 166

第二节　前列腺增生 ··········· 172

第七章
常见外科其他疾病 ········· 178

第一节　毒蛇咬伤 ··············· 178

第二节　猫犬咬(抓)伤 ········· 184

第三节　虫蜇伤 ··················· 189

第四节　烧烫伤 ··················· 195

第五节　痛风性关节炎 ········· 200

第六节　术后创口不愈(窦瘘) ··· 208

第一章
常见疮疡疾病

 第一节 疖肿与疔疮

➕【疾病概况】

疖是指发生在皮肤浅表部位的毛囊、皮脂腺或汗腺的急性化脓性炎症。临床常分为有头疖、无头疖、蝼蛄疖、疖病。

疖的发病原因多由于不注意皮肤清洁卫生,汗液、皮脂腺分泌潴留、排泄不畅,微生物感染引发。

糖尿病患者,抵抗力、免疫力低下者更易得病。

中医学认为疖的发生大多为内郁湿火,外感风邪、暑热,皮肤腠理堵塞所致;或老年、儿童、孕妇、消渴患者,表卫不固,气血不畅,易致邪侵而发病。

疖的临床表现一般以局部症状为主,全身症状较轻,较严重的全身症状可见口干欲饮、便秘尿赤、口臭、舌苔黄、发热等症状。

1) 有头疖 皮肤上出现红肿结块,直径1～3厘米,灼热疼痛,中心有一黄白色脓头,出脓即愈。周身皮肤均可发生,患于头面口鼻区的由于脓栓深,血供的特殊性,手指挤压或过早切开,常易发生脓毒血症,又称颜面部疔疮。

2) 无头疖 皮肤上出现红肿结块,直径1～3厘米,突起根

沪上中医名家养生保健指南丛书

浅,光软无头,灼热疼痛,二三日化脓,溃后多迅速愈合。暑秋季多发于头额,又称暑疖、热疖。

3) 蝼蛄疖 患于头顶部的无头疖,三五枚相连,溃破脓出不畅,皮下形成蓄脓,头皮窜空,状似蝼蛄窜穴。

4) 疖病 多发于项后、背部、臀部等皮脂腺、汗腺丰富处,几个或十余个,反复发作,缠绵经年,累月不愈。发生于项后发际的称发际疮,发生于臀部的称坐板疮。亦可在身体各处散生,此处将愈,他处又起。糖尿病患者,习惯性便秘、免疫力低下者较易发病。

中医治疗疖肿与疔疮常采用清热解毒与清暑化湿解毒的内服药,结合外治,临床取得较好的疗效,在民间有很好的口碑。

✚【养生指导】

一、发病前预防

1. 防避曝晒暑热

热疖多因气候炎热,或在强烈日光下曝晒,感受暑热而成。故暑秋出门宜防曝晒,室外工作宜遮阳,避开中午烈日曝晒,并可涂搽防晒油,高温车间要做好防暑降温工作,产妇亦应注意卧室内通风和个人卫生。

2. 注意清洁卫生

暑热季节汗泄不畅,痱子搔抓染毒,亦容易形成热疖。故暑热季节尤须注意个人卫生,勤洗澡、勤理发、勤修指甲、勤换洗衣服,防止生暑痱。患了痱子,防止搔抓,可常用痱子粉、去痱粉;亦可用50%乙醇(酒精)涂搽常患疖肿的部位,防止复发。易患疖肿、痱子的患者,在暑秋季节应尽量减少油膏外用贴敷,避免毛孔堵塞引发疖肿。

3. 多进清凉饮食

湿热季节少吃辛辣炙煿食物,多进新鲜蔬菜、水果,多饮清凉饮料,如金银花露、地骨皮露、绿豆米仁汤等。

4. 积极治疗糖尿病

糖尿病、习惯性便秘者容易患疖肿,应积极治疗控制血糖,保持大便通畅,并少进甜食、辛辣上火食品,经常保持皮肤清洁卫生。

三、发病后护养

1. 切忌强力挤压

生在头面部的疖,脓未成熟时,强力挤压或碰撞,容易使细菌、毒素经血液走散,形成毒血症、脓毒血症,中医称"疔疮走黄",故疖肿初期切忌挤压、碰撞,亦不宜过早切开。

2. 及时切开排脓

患于头顶部疖肿,由于头顶部皮肤较坚韧,脓成熟后不及时切开排脓,或切口过小,引流不畅,容易脓液潴留,头皮窜空,转变成"蝼蛄疖",故宜及时切开排脓,并做好充分引流。

3. 内治清热解毒

暑秋季节已患疖肿、痱子的,可选用六神丸、银翘解毒片等内服,或用菊花6克,绿豆衣6克,甘草3克煎汤代饮,有防治痱疖的作用。治疗疖肿的方剂有"清暑汤"、"黄连解毒汤"等,均选用清暑化湿解毒的中药,如银花、黄连、野菊花、黄芩、青蒿、大黄、六一散等。

4. 外治清热消肿

可选用新鲜的紫地丁、蒲公英、芙蓉叶、马齿苋、丝瓜叶等一二种捣烂外敷,亦可用六神丸、银黄解毒片水化后外搽疖肿周围,有清热消肿的作用。

✚【医患对话】

1. 患了疖肿、疔疮,为什么不能强力挤压?

疖子和疔疮都是皮肤浅表的化脓性疾患,在抵抗力正常的

沪上中医名家养生保健指南丛书

情况下,经治疗后多可出脓而痊愈。但如果强力挤压,可导致局部感染的细菌向深部组织扩散,从而使局部的炎症区域扩大,加重病情。特别是发于头面部口鼻三角区的疖子和疔疮,因为局部皮下浅表静脉缺少静脉瓣膜,挤压后细菌容易扩散沿静脉逆流而上,形成颅内感染而使病情恶化,严重者可危及患者生命。所以需要特别强调指出,生于颜面部的疖子、疔疮,绝对禁止强力挤压。

2. 常患疮疖的人可进补吗?

疮疖的发病多因火热之邪引起,治疗多采用清热泻火解毒之法。在疮毒炽盛、正气未衰时进补,不仅无益,反促使火热毒邪增长而加重病情,所以,疮疖急性发作期间不宜进补。

但这并不是说疮疖患者就不能服用补品了,尤其是常患疮疖的患者有正虚体弱的状况,辨证服用一定的补益药物,对于疮疖的防治是很有益处的。常患疮疖的人,多属脾胃虚弱,气阴亏虚,正气不足,外感火热毒邪侵袭,就容易发生疮疖。因此,在服用清热解毒中药时,采用相应的补益药物是有益的。

对于脾虚湿盛的患者,应采用健脾益气的补品内服,如人参四君子丸等;对于气阴两虚的患者,可服用益气滋阴的补品,如西洋参、石斛、玉竹等;对于久病伤阴、阴精亏虚的患者,可服用补肾滋阴的中药补益剂,如六味地黄丸、杞菊地黄丸、知柏地黄丸、龟苓膏等;对于久病阴阳两虚的患者,则可服用阴阳双补的补益药物,如十全大补丸、桂附八味丸等。

3. 常患疮疖的人,为什么要化验血糖?

在医院诊治疮疖的患者,尤其是中老年患者,经常被要求化验血糖。这是因为糖尿病患者体内的糖代谢异常,机体不能正常利用血中的糖分。当血糖高于正常值时,机体免疫力下降,同时由于血中的葡萄糖含量过高,引起组织间液含糖量增加,为细菌感染创造了条件。在人体正常生理情况下,体表的细菌并不能导致疾病,而糖尿病患者由于上述原因,容易诱发毛囊炎,常易并发疖疮。因此,中老年人经常发疖疮,可能是血糖过高的一个信号。中老年人就诊疖疮时需要化验血糖就是这个道理。

4. 孕妇、产妇为什么容易患暑疖?

孕妇负担着体内胎儿生长发育的营养供应,自身反而会出现贫血、体虚、体质下降。产妇由于产后体虚,尚未恢复,体质本不如普通人强健,身体的抵抗力偏低;在夏季炎热的气候中,也比平常人容易出汗,或产后未满月,因旧习俗说的不能见风、不能贪凉、不能洗澡等,所以比平常人更容易患暑疖。因此,孕妇、产妇在暑热季节应该注意个人的清洁卫生。

5. "红丝疔"是什么? 怎样防治?

"红丝疔"多发于四肢,因有细红丝一条,迅速向上走窜,故名"红丝疔"。亦有粗的红丝一条。《肘后方》名"扁病",俗称红筋胀,均属西医急性淋巴管炎范畴。本病初起在手足部位或皮肤破损之处,或患疖疮处有红肿热痛的症状,继而在前臂或小腿内侧皮肤上有红丝一条,迅速向躯干方向走窜,上肢可停于肘部或腋部,下肢可停于腘窝或胯间,或更向上蔓延。肘、腋或腘窝、腹股沟部常有肿大的淋巴结作痛。轻者红丝较细,重者红丝较粗,病情较重。其中有的可结块,一处未愈,他处又起,有的两三处相互串联。病变在浅部的,结块多而皮色较红;病变在深部的,皮色暗红,或不见"红丝"。但患肢出现条索状肿块和压痛,如不消退而化脓,则结块肿胀疼痛。化脓在发病后7～10天,溃后一般收口较易。若两三处串连贯通,则收口较慢。

本病的治疗分内治和外治两种。内治以清热解毒为主,常用药物:野菊花、蒲公英、紫地丁、半枝莲、蛇舌草等。外治可用砭镰法:局部消毒后,以刀针沿红丝行走途径,寸寸挑断,并用拇指和示指轻捏针孔周围皮肤,微令出血,或在红丝尽头挑断,挑断处均盖贴太乙膏掺红灵丹,并注意防止局部感染。预防应当注意个人卫生,勤洗澡更衣,忌食辛辣、鱼腥发物。

蝼蛄疖、疖病见图1,图2。

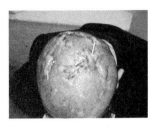

图1　蝼蛄疖

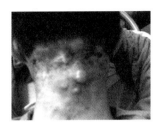

图2　疖病

第二节　化脓性腮腺炎和"大嘴巴"

赵女士的儿子今年5岁。昨天起突然出现左侧脸颊部肿胀,嘴巴开合不利,吃东西也不方便,还伴有39℃的高热。幼儿园老师说这是"腮腺炎",怕传染给同班小朋友,让他停课了。家里老人说这是"大嘴巴",严重的会影响生育功能。赵女士又急又怕,那么:

1. "腮腺炎"和"大嘴巴"是一个病吗?

2. "腮腺炎"真的会影响孩子将来的生育功能吗?

3. 应该怎样预防和治疗"腮腺炎"呢?

【疾病概况】

腮腺是人体3对唾液腺(还有舌下腺和颌下腺)中最大的1对,位于两侧面颊近耳垂处。病原微生物侵犯腮腺引起的炎症,称为腮腺炎。细菌感染所致的腮腺炎可导致脓肿形成,故称为"化脓性腮腺炎",中医称为"发颐"。病毒感染所致的腮腺炎具有一定传染性,又称为"流行性腮腺炎",中医称为"痄腮"。我们一般所说的"大嘴巴"指的是"病毒性腮腺炎"。

化脓性腮腺炎的病原菌常见的有金黄色葡萄球菌、草绿色链球菌以及肺炎链球菌,是一种源于口腔的上行性感染。通常因腮腺导管排泄功能紊乱,如涎石、异物或瘢痕挛缩,使导管狭窄或阻塞,涎液潴留引起逆行感染所致。常见于因不注意口腔卫生或口腔干燥的老年人或慢性患者,以及全身麻醉后的患者。

中医学认为,发颐主要是由于热病之后发汗未尽或痘疹未透,以致余邪热毒未能外达,结聚于少阳、阳明之络,气血凝滞与颐颌之间,并酿脓结毒而发病。

化脓性腮腺炎起病急骤,多为单侧发病。初期颐颌间有疼痛及紧张感,轻微肿胀,张口稍感困难。继而以耳垂为中心的腮腺区肿大,腮腺导管口(上颌第二臼齿相对颊黏膜处)可呈现红肿,压迫肿大的腮腺区导管口可流出脓性或炎性分泌物,张口困难,唾液分泌明显减少。7～10 天化脓成熟,疼痛加剧,呈跳痛性,按之有波动感。多数患者有高热、寒战、全身不适、白细胞数增多等全身症状。手术排脓或自溃脓出后肿消痛减,全身症状减轻,逐步向愈。也有部分患者转为慢性,表现为腮腺区反复肿胀,挤压腮腺区可见分泌物自导管口溢出。

病毒性腮腺炎是感染腮腺炎病毒所致,是儿童和青少年中常见的呼吸道传染病,主要传播途径是飞沫传播。中医学认为痄腮是外感风毒时邪,内有胃热上乘,湿浊内生,蕴结少阳、阳明之络,气血凝滞,经脉壅阻而成。若邪毒炽盛,循经下注,壅塞厥阴之脉,可并发"卵子瘟"。

病毒性腮腺炎多有 14～25 天的潜伏期(从感染病毒到出现症状)。临床表现为发热、头痛、肌肉疼痛,腮腺肿大,肿大以耳垂为中心,向前、后、下方扩大,边缘不清,触之有弹性,表面皮肤不红,可有热感,张口、咀嚼、特别是吃酸性食物时疼痛加重。一般持续 7～10 天,常一侧先肿大 2～3 天后,对侧腮腺也出现肿大。

若患者体弱,病毒可侵犯各种腺组织、神经系统、内脏,临床可见脑膜炎、睾丸炎(可并发睾丸萎缩影响生育)、胰腺炎、乳腺炎、卵巢炎等并发症。也就是说严重的流行性腮腺炎确实可能

沪上中医名家养生保健指南丛书

影响生育功能。

✚【养生指导】

一、发病前预防

1. 保持口腔卫生

无论是细菌性还是病毒性腮腺炎注意保持口腔清洁卫生，都是预防发病的重要环节。每日早晚刷牙，饭后漱口，必要时应做牙周洁治术。

一些体质虚弱、长期卧床、高热或禁食的患者常可发生口腔干燥、口腔不洁，应加强口腔护理，认真刷牙，常用淡盐水、一支黄花、氯己定（洗必泰）溶液等漱口，并保持体液平衡、多饮水，加强营养及抗感染治疗。

2. 加强隔离措施

流行性腮腺炎具有传染性，且多发生于就读托儿所、幼儿园及小学低年级的儿童，应注重落实隔离措施。学校应加强监测，发现学生缺勤应及时查明原因。患病学生必须居家隔离，待腮腺肿胀消退1周后方可返校。

在疾病流行期间应嘱学生加强户外活动，适度体育锻炼以增强体质，避免室内聚会及群体活动。同时注意保持室内空气流通，采用0.2%过氧乙酸等药物进行室内空气消毒。

通常认为流行性腮腺炎患者可获得终身免疫，但目前临床上亦可见有二次感染患者，说明病毒已出现变异，因此即使是患过腮腺炎者，也要注意隔离与防护。

3. 及时接种疫苗

流行性腮腺炎减毒活疫苗是鸡胚细胞培养减毒的活疫苗，研究显示其预防感染的效果小儿可达97%，成年人中可达93%，免疫后抗体至少可保持9.5年。在发病率高、病情重的地区，应有计划地安排腮腺炎疫苗的使用（包括成年人），有条件的地区可对幼儿园新入园的儿童进行麻疹、风疹、腮腺炎"三联"疫苗的接种,可明显减少发病。但应注意腮腺炎活疫苗不能用于孕妇(以防病毒经胎盘感染胎儿造成不良后果)、先天或获得性免疫低下者以及对鸡蛋蛋白过敏者(因为活疫苗系从鸡胚中所得)。

二 发病后护养

1. 起居护养

化脓性或病毒性腮腺炎患者应注意休息,避免劳累,多饮水;加强口腔卫生,勤用温盐水漱口以保持口腔清洁。定时测量体温,必要时采取冰袋外敷、乙醇(酒精)擦浴等降温措施;患处可采用局部热敷,以缓解胀痛不适。

流行性腮腺炎患者应居家隔离,以免传染给他人。所用饮食用具要与其他人分开,并进行煮沸消毒;衣服、被褥等物品,在生病期间可拿到室外曝晒,脸盆、毛巾、手绢等物,每日需用开水烫 1～2 次。

对于年幼患者要加强病情观察,如有头痛剧烈、神志淡漠、颈项强直、呕吐者,应警惕脑膜炎;如有下腹疼痛,睾丸疼痛、肿胀、触痛,阴囊及邻近皮肤水肿、发红者,应警惕睾丸炎;如有上腹疼痛及压痛,伴发热、寒战、呕吐和虚脱者,应警惕胰腺炎。

2. 饮食护养

腮腺炎急性发作期,患者多伴有张口困难,故饮食应以易咀嚼和易消化的流质和半流质为主,以减轻咀嚼吞咽的不适,禁食辛辣、肥腻和煎炸等不易消化的食品。

酸味食物如话梅可刺激腮腺分泌,慢性腮腺炎患者口含话梅可促唾液分泌,有利于腮腺管道的清洁与通畅。但在急性期由于腮腺管阻塞严重,酸性食物反可加重患者局部胀痛不适,所以不应食用。

推荐的食疗方如下：

1）枸杞菜鲫鱼汤　枸杞菜(连梗)200克，鲫鱼1条。分别洗净，放入砂锅，加水600毫升，大火烧开后，加入橘皮、姜片和盐，转用小火煮熟食用。适用于流行性腮腺炎，腮腺炎两腮红肿热痛，风热头痛，肝热火眼。

2）蒲银绿豆汤　蒲公英50克，银花15克，菊花10克，绿豆50克。先将绿豆用水800毫升煮熟开裂，下入3药，再煮15分钟，去渣取汁饮用。适用于流行性腮腺炎。

3）万寿菊银花粥　万寿菊、金银花各15克，粳米50克。上述两药水煎2次，每次用500毫升，煎30分钟，两次混合，去渣留汁，再加入粳米，慢熬成粥食用。适用于腮腺炎，乳腺炎。

3. 药物护养

化脓性腮腺炎患者可在医生指导下合理选用抗生素治疗，如有脓肿形成还需行手术治疗(图3)。

流行性腮腺炎的病原体为病毒，因此，除非并发细菌感染，否则不应使用抗生素治疗(图4)。流行性腮腺炎的病程具有自限性，一般7～10天多能自行缓解。西医治疗主要是对症处理，如退热、止痛等。

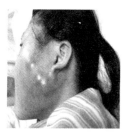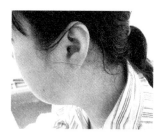

图3　化脓性腮腺炎　　　图4　流行性腮腺炎

中医药治疗本病有良好的疗效，患者可咨询专业医生辨证服用中药治疗，也可选用中成药制剂，如板蓝根冲剂、银翘片、六神丸等内服，也可同时用如意金黄散、紫金锭(研末)、六神丸(研末)以醋或茶水调敷患处。

一些常见的鲜草药也可用于本病治疗,如仙人掌(去皮刺)、马齿苋、蒲公英、鱼腥草等均可捣烂后用温水或鸡蛋清调成糊状外敷患处,有清热解毒、消肿止痛的效果。另外也可选用一些理疗仪器,如红外线、激光、微波等照射局部以缓解症状。中医传统的针灸(体针、耳针)、穴位贴敷、拔罐、刺血等疗法也有一定疗效。

第三节 急性、慢性淋巴结炎

李小姐是一位公司职员。近来公务繁忙,经常熬夜加班,自己觉得抵抗力下降,时不时感冒。1个多月前发现两侧颈部淋巴结都有肿大,一开始认为是感冒引起的,也就没有重视,但肿块久久不消,不免有点担心:

1. 淋巴结为什么会肿大呢?

2. 淋巴结肿大对身体有什么影响吗?

3. 经常听人说淋巴结肿大是肿瘤转移甚至恶性淋巴瘤的表现,到底怎么判别呢?

4. 怎样避免淋巴结肿大? 如果淋巴结肿大该怎么治疗呢?

✚【疾病概况】

淋巴结肿大一般多由淋巴结炎引起,严重者还会有疼痛甚至红肿化脓的表现。医生根据病程及临床表现的不同,可将淋巴结炎分为急性和慢性两种。

急性淋巴结炎常继发于其他化脓性感染性疾病,是细菌沿淋巴管侵入淋巴结所致,致病菌常为金黄色葡萄球菌及溶血性链球菌。急性淋巴结炎经抗感染治疗或人体免疫力低下淋巴结炎反复发作后,淋巴结内组织增生,以致局部遗留硬结长期不消,则成为慢性淋巴结炎。

急性淋巴结炎多见于儿童,好发于颌下、颈部、腋下、腹股沟等处。初起结块肿胀,形如鸽蛋,伴有灼热、疼痛,局部皮色不变。经 7～10 日,如不消散,肿痛酿脓,则皮色转红,肿势高突,按之变软,疼痛加剧,并伴高热、畏寒、口干、头痛、便秘等症。溃破后脓水黄白稠厚,肿退痛减,再经 10 日左右多能顺利痊愈。慢性淋巴结炎多见于感冒或劳累后,一般肿块不大,皮色不变,肤温不高,隐痛、胀痛或酸痛,容易反复发作,病程较长,数月后方能消散,甚至多年不消,多无明显全身症状。

中医学将发于颈部的淋巴结炎称"颈痈"、"臑核",多因外感风温、风热,夹痰蕴结少阳阳明之络所致;或肝胃火毒上蕴所致,也有因乳蛾、口疮、龋齿或头面部疮疖等感染毒邪诱发。发于腋下的,称腋痈,多由肝脾血热兼愤怒气郁,导致气血凝滞、经脉壅阻而成。发于腹股沟部的,称胯腹痈,多由下肢、阴部破碎,湿热毒邪循经继发而成;迁延日久,结块不消者,则属痰瘀交阻为患。

➕【养生指导】

一、发病前预防

1. 清除感染源,避免不良刺激

如前所述,淋巴结炎常因他处感染引发,故日常生活中应注意养成良好的卫生习惯,如有皮肤破损,不可接触污水,应及时消毒处理,避免化脓感染;遇有气候变化、季节交替,应及时增减衣物以防感冒,还要积极治疗痈疖、龋齿、咽喉炎、扁桃体炎等感染性疾病。平时应远离烟雾、乙醇(酒精)、药物、辐射、农药、噪声、挥发性有害气体、有毒有害重金属等。必须在重油烟处工作的人员尽量保护好自己,比如戴上口罩,定时出去呼吸一些新鲜空气,并每年做 1 次体格检查,以便及时发现病症。

2. 劳逸结合,调畅情志

既往淋巴结炎多发于儿童,以急性多见;而目前临床所见淋巴结炎患者多为青壮年,且以慢性多见。究其缘由,乃因当今社

会的上班族工作劳累,精神压力大,交际应酬多,以致体力透支,精神压抑,身体长期处于亚健康状态,免疫力降低,给细菌、病毒以可乘之机。故日常生活中应注意劳逸结合,不要熬夜,早睡早起,避免过度劳累,同时还要注意缓解精神紧张,排解不良情绪。

3. 食宜清淡,戒烟限酒

对于有淋巴结炎反复发作史的患者,在疾病间歇期还应注意饮食调护。日常饮食宜清淡,多食蔬果等富含维生素的食物,避免辛辣、煎炸、炙煿之品,戒除烟酒等不良嗜好。

发病后护养

1. 注意鉴别诊断,避免过分紧张

随着肿瘤发病率的越来越高,患者的"警惕性"也越来越高。尤其是近年来媒体报道数位知名人物因患恶性淋巴瘤去世后,患者更是谈"淋巴"而色变。一旦发现淋巴结肿大就怀疑自己患了癌症,精神高度紧张。殊不知,淋巴结是人体的一种正常组织,遍布全身各处。正常人有 500～800 个淋巴结,它是人体免疫的一道重要的防线,多种原因均可导致淋巴结肿大,故实在没有必要过分紧张。患者可掌握一些基本的良性和恶性疾病的鉴别常识,进行简单的自我识别。

(1) 炎症性淋巴结肿大

呈急性病程,局部有疼痛及压痛,肿块表面光滑,质地中等或偏软,与周围组织无粘连,肿大淋巴结局限于一个淋巴引流区域。有时还可见淋巴管炎所致的"红线"自原发病灶走向局部肿大的淋巴结,局部皮肤可有红肿热痛的炎症表现。经治疗后大部分可迅速消退,少数迁延时日形成慢性淋巴结炎。

(2) 淋巴结核

病程较长,肿块质地较硬。初起较小,逐步增大窜生,相互融合成串,日久溃破出脓,脓水清稀,夹有干酪、败絮状物质,疮口不易愈合。

（3）恶性肿瘤淋巴结转移

肿大淋巴结质地一般较硬，与周围组织粘连而边界不清，活动度降低，病程往往较长。另外，病变淋巴结多位于原发病灶的淋巴引流范围内，如鼻咽癌转移多在颈颌部，甲状腺癌多在颈部，乳腺癌多在腋下、锁骨上等。

（4）原发性恶性淋巴瘤

可分为霍奇金病与非霍奇金病，后者约占 80%。此病以慢性无痛性淋巴结肿大为特征，初期肿块质韧，一般无明显疼痛（若增大迅速者可有疼痛）；后期淋巴结质韧、坚硬，可长到很大，常累及 2 个以上的淋巴引流区。除浅表淋巴结肿大外，尚可侵犯胸、纵隔及肠系膜淋巴结，也可由数个淋巴结融合成巨大肿块。疾病进展迅速时还可伴有高热。患者可在短期内出现严重全身症状，甚至死亡。

（5）其他

1）腹股沟部位的肿块还应与疝气（小肠气）相鉴别　腹股沟疝多见于老年男性，开始肿块不明显，仅疝环处有轻度坠胀感，后期可扪及明显的肿块。肿块质地柔软，腹压增高时（屏气、咳嗽、排便等动作时）明显，平卧后肿块消失。

2）腋下的肿块还应与副乳相鉴别　副乳是胚胎期乳房始基未完全退化而遗留的残疾，其特点是青春期后腋下出现肿块，肿块大小随月经周期而变化或随月经周期发生胀痛。

当然仅凭临床症状、体征不可能明确诊断，故还要咨询专科医生，进行相关的理化检查与病理诊断，方能作出可靠的诊断。

2. 起居得宜，饮食清淡

一旦发生淋巴结炎后，生活上更应注意休息，避免加班、熬夜。慢性淋巴结炎患者应结合适当体育运动以增强体质。对于局部结块不可过多触摸；对于脓肿形成者尤忌强力挤压，以防炎症病灶扩散，加重病情。饮食方面宜清淡，营养宜均衡，忌食辛辣刺激食品，可适当应用食疗养护。

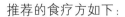

推荐的食疗方如下：

1）马齿苋菊花绿豆粥　绿豆浸泡 1 小时，马齿苋洗净切碎，菊花焙干研末。绿豆半熟后加入马齿苋、粳米，文火煮成粥，加入菊花末稍煮即成，每日 2 次服食。

2）荸荠粥　荸荠去皮切片，与淘洗干净的粳米一同入锅，加水文火煮粥，每日 2 次服食。能够清热生津，消渴和胃。

3. 药物调护

急性淋巴结炎如因他处化脓性感染所引起者，应先处理原发灶，可在医生指导下使用抗生素治疗；亦可选用中药饮片，如夏枯草、银花、连翘等。若脓肿形成则需行切开引流手术。

对于慢性淋巴结炎，病理改变主要是淋巴组织增生，使用抗生素并无确切疗效，反而易引起其他不良反应，此时可考虑使用中药治疗。除辨证应用中草药外，患者也可以尝试一些中成药，如银翘片，每日 3 次，每次 4～6 片；牛黄解毒片，每日 3 次，每次 3～4 片；小金丹，每日 2 次，每次 0.3～0.6 克；夏枯草口服液，每日 2 次，每次 20 毫升。

还可选用一些外用的药物：急性淋巴结炎肿痛明显者，可选用金黄膏外敷，药膏可摊得厚些，以 3～5 毫米厚薄为宜。淋巴结脓肿切开引流术后，还可使用金黄膏外敷，但药膏应摊的薄些，以 1～2 毫米厚薄为宜，并可配合使用药线引流（图 5）。慢性淋巴结炎则可选用冲和膏厚涂外敷，每日更换 1 次。

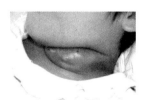

图 5　急性化脓性淋巴结炎

 第四节　颈部淋巴结结核（瘰疬）

王小姐今年 30 岁出头，是一位公司白领。半年前她无意间触及右侧颈部皮下有个肿块，摸上去比较硬，不痛不痒，就没有

沪上中医名家养生保健指南丛书

重视;后来肿块慢慢增多到4、5枚,像一串珠子一样排列,并且逐步增大。自己觉得经常有低热,容易疲劳,睡觉时出汗多等症状,以为是工作太劳累所引起的,也没有特别处理。半个月前,其中的一个肿块明显增大,伴有疼痛,肿块慢慢变软,皮肤也变成暗红颜色。她急忙到医院去看,结果医生说这是淋巴结结核,王小姐不由得奇怪:

1. 自己从没有接触过结核患者,怎么会得了结核?

2. 应该怎样预防淋巴结结核呢?

3. 得了淋巴结结核应该注意些什么呢?

4. 自己原打算近期怀孕,生了淋巴结结核会有影响吗?

✚【疾病概况】

颈部淋巴结结核是一种发生于颈项部的慢性化脓性疾病,中医学称为"瘰疬",民间又有"疬子颈"、"老鼠疮"等俗称。

颈部淋巴结结核是一种特异性感染,其致病菌为结核分枝杆菌。颈部淋巴结结核可分为两型。原发型为结核分枝杆菌经口腔(龋齿)或鼻咽部(扁桃体)侵入而引发,感染可沿淋巴管到达颈部浅、深层淋巴结或颌下淋巴结,耳前、后淋巴结等,多为单侧。继发型为患者感染结核,尤其是肺结核后在血行播散过程中颈部淋巴结受累所致,范围较广,且多为双侧。无论哪一型,一般都只在人体抗病能力低下时,才引发本病。颈部淋巴结核好发于儿童或青年,尤以青年女性多见。其临床特点是起病缓慢,初期肿块如黄豆或蚕豆大小,由一枚逐步发展成多枚,累累成串,皮色不变,按之坚实,推之能动,不热不痛。中期肿块增大,皮核粘连。有的肿块间互相融合成团,推之不动,渐感疼痛,皮色渐转暗红,肿块渐变软,因为不像一般细菌感染那样娇红发热,因此被称为"冷脓肿"。后期脓肿溃破,脓水清稀,可见败絮样物。此愈彼起,经久难愈,且易形成窦道,愈合后可见凹陷性瘢痕。疾病初起可见潮热、盗汗、乏力、消瘦等结核毒素中毒症状,化脓时可有发热不退、朝轻暮重、食欲不振、全身乏力等,溃后部分患者可有潮热骨蒸、咳嗽盗汗、面色少华、精神倦怠、头晕失眠、腹胀便溏、形瘦纳呆、经少经闭等症状。

中医学认为,本病大多因为先天肺肾阴亏,后天情志不畅,肝气郁结,气滞伤脾,脾失健运,痰热内生,结于颈项而成;病至后期,肝郁化火,下灼肾阴,热盛肉腐成脓,溃后脓水淋漓,耗伤气血则致气血两虚。

【养生指导】

一、发病前预防

1. 起居护养

健康人受到结核分枝杆菌感染后不一定发病,是否发病主要受到两种因素的影响:即感染结核分枝杆菌毒力的大小和身体抵抗力的强弱。结核分枝杆菌毒力强而抵抗力低时容易发生结核,反之则暂时不发病。因此避免接触结核分枝杆菌和保持良好的身体状态是预防的关键。

在日常生活中应注意适当休息,避免房劳过度;调畅情志,保持心情舒畅,避免长期精神紧张,情绪抑郁;坚持锻炼,多接触阳光和新鲜空气;防止上呼吸道感染,注意口腔卫生,如发现鼻炎、咽炎、扁桃体炎、龋齿应及早治疗。

加强卫生教育,养成不随地吐痰的良好卫生习惯。对结核患者的物品要焚烧或药物消毒。定时对青少年进行体格检查,做到早发现、早隔离、早治疗。发现有低热、盗汗、干咳、痰中带血丝等结核疑似症状,应及时到医院检查。

2. 药物护养

对于新生儿、儿童和青少年结核的预防,主要借助接种疫苗,也就是卡介苗。卡介苗是一种经过长期培养传代而减低毒性的牛型结核分枝杆菌菌株。世界卫生组织(WHO)研究证实,

沪上中医名家养生保健指南丛书

接种卡介苗预防结核性脑膜炎和播散性结核的平均有效率为86%。接种卡介苗应注意,接种后4～8周才产生免疫力,免疫可维持3～4年。因此接种后2个月内仍需要和结核患者隔离。如要长期维持免疫力,则4年后需再行结核菌素纯蛋白衍生物(PPD)试验。若结果为阴性则说明已无免疫力,需再次接种。

对于以下几类人群还可咨询相关专科医生,预防性应用抗结核药物。

1) 家庭中出现了肺结核患者并与患者密切接触的、结核菌素试验呈强阳性反应的少年儿童。

2) X线胸片检查有较明显的非活动性肺结核病灶,而以前没有经过抗结核治疗的人。

3) 5岁以下儿童或青春期少年,结核菌素试验出现强阳性反应者。

4) 结核菌素皮试强阳性并有高度发病可能的人〔如长期服用糖皮质激素、长期进行放射治疗、糖尿病患者、硅沉着病(矽肺)患者等〕。

5) 艾滋病病毒感染伴结核菌素皮试阳性者。

二、发病后护养

1. 起居护养

劳逸结合,早睡早起。多处在绿色环境中,呼吸新鲜空气。避免重体力劳动,防止过度疲劳。树立战胜疾病的信心,消除焦虑、抑郁、孤独的心理,进行健康的文娱和社交活动分散对疾病的注意力,以消除不良心理。

对于育龄期妇女来说,一旦患了淋巴结结核则短期内不应选择怀孕,应待病情稳定,咨询专业医生后受孕。因为怀孕期间机体抵抗力下降,将使原有的结核病情加重;或使暂时稳定的病情复发。

2. 饮食护养

结核是一种慢性消耗性疾病,因此患者应加强能量的摄入,以补充能量的消耗。

结核对蛋白质的消耗很大,而蛋白质是修补人体组织的重要营养素,有益于病灶的愈合,所以,结核患者应增加高蛋白食物的摄入量,尤其是优质蛋白质,如瘦肉、水产品、蛋、乳、豆浆。

结核患者还应注重维生素的摄入,尤其是补充维生素 A、维生素 B、维生素 C、维生素 D。维生素 A 能增强人体的免疫力,维生素 D 能促进钙的吸收,维生素 C 有利于病灶的愈合和血红蛋白的合成,B 族维生素可加快人体的代谢过程,有促进食欲的作用,维生素 B_6 还能对抗由于使用异烟肼治疗而引起的不良反应。

足够的膳食纤维和水可维持人体的酸碱平衡、保持大便通畅、防止毒素被肠胃吸收,因此,结核患者应多吃富含膳食纤维的蔬菜、水果及粗粮,多饮水。

推荐的食疗如下:

1) 川贝甲鱼　甲鱼 1 只,川贝母 15 克,鸡清汤 1 000 克。

将甲鱼洗净切块放入蒸钵中,加入鸡汤、川贝母、料酒、花椒、姜、葱,上笼蒸 1 小时,调味即成。佐餐食用。

2) 海带肉冻　海带、猪肉皮等量。

将海带泡软、洗净、切细丝,猪肉皮洗净、切细小块,共放锅内。加适量水,放入八角茴香等调味品,用文火将海带、猪肉皮煨酥,加适量食盐调味,盛入盘中,晾冷成冻。佐餐食用。

3) 桂圆参蜜膏　党参 250 克,沙参 125 克,桂圆 120 克,蜂蜜适量。

将以上 3 味以适量水透发后,加水煎煮,每 20 分钟取煎液 1 次,将 3 次煎液混合,再用文火煎熬浓缩至稠黏如膏时,加蜂蜜至沸停火,冷却备用。每次 1 汤匙,每日 2 次,用温开水冲服。

沪上中医名家养生保健指南丛书

4）芋头粉羹汤　芋头 3 千克，海蜇 300 克，马蹄（荸荠）300 克。

芋头晒干研末，陈海蜇（洗去盐）及马蹄加水煮烂去渣，加入芋头粉制成丸如绿豆大。温开水送服，每次 6 克，每日 3 次。

结核患者在饮食上还应注意忌烟酒。吸烟会增加对呼吸道的刺激，导致或加剧咳嗽；饮酒能使血管扩张，加重患者咳嗽、气喘、咯血等症状。因此，结核患者必须戒烟忌酒。

3. 药物调护

一旦确诊淋巴结结核（图 6），则需服用抗结核药物。具体需咨询专科医师，使用药物过程中应注意如下。

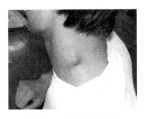

图 6　淋巴结结核

1）坚持完成治疗疗程　抗结核治疗疗程较长，往往需要 6～18 个月，经过治疗后，患者的症状往往会消失或减轻。此时如自行停药，不仅前功尽弃，需从头开始新疗程；而且不规范用药会导致结核分枝杆菌耐药，大大影响疗效，甚至丧失痊愈的机会。因此患者一定要完全配合医生，坚持规则、全程使用抗结核药。

2）坚持定期复查　定期复查有助于医生了解病情的变化和患者的身体状态。抗结核药物均有一定的不良反应，易引起食欲减退、头晕耳鸣、关节疼痛、皮肤瘙痒等，甚至影响肝脏、肾脏功能，因此定期的复查有利于医生及时调整治疗方案，提高临床疗效。

3）在服用抗结核药治疗的同时，应用中医中药疗法是非常必要的。中医中药不仅可以调节患者的免疫力，提高身体抵抗力，清除结核分枝杆菌毒素反应，还可以减轻西药的毒性和不良反应。

4）除中医中药辨证施治外，还可辅助应用一些中成药，如小金丹、夏枯草口服液等；也可选用郁金、虎杖、地骨皮、土茯苓等煎水服用。

5）对于颈部淋巴结结核，还可应用一些中医传统外治疗法。

　　肿块未溃时可外用阳和解凝膏、掺黑退消外敷，有消散肿块的作用。一旦成脓，则需配合手术治疗。手术时应注意切口宜大，以防潜行空腔形成。术后早期可用七三丹或五五丹促使坏死组织脱落，其后序贯使用八二丹、九一丹、红油膏提脓去腐，腐去新生后，外用生肌散、白玉膏生肌收口。

第五节　痈与"脑疽"、"发背"

　　孙老伯发现糖尿病已经好几年了，平时饮食控制再加上服用药物，血糖控制的总是马马虎虎。1周前左侧肩背部突然出现一个红肿块，上面还有白色的脓头。一开始以为是疖子，涂了消炎的药膏也没见好转。这两天睡觉的时候压了一下后肿势明显增大，有一个手掌大小，脓头也增多了，有几个脓头已经穿透流脓，破掉的地方看上去就像蜂窝一样，局部明显疼痛，还伴有发热、精神不振、疲乏无力。听人说这种病发在背上叫"发背"、"搭手"，发在颈后叫"脑疽"、"对口疽"。据说许多历史名人如宋江、秦桧等都得过这个病，严重的有生命危险。因此他急忙来医院就治，并且向医生咨询：

　　1. "发背"究竟是什么病？

　　2. 什么样的人容易生"发背"？有什么预防的要点？

　　3. 一旦得了"发背"要注意些什么？

✚【疾病概况】

　　"对口疽"、"脑疽"、"搭手"、"发背"其实都是民间的俗称。中医学统称为"有头疽"，因此病初起即有粟粒样脓头，此后脓头相继增多而命名；现代医学称为"痈"。痈的专业定义是指多个相邻的毛囊及其所属皮脂腺或汗腺的急性化脓性感染。

　　痈的致病菌常为金黄色葡萄球菌，感染常由一个毛囊开始，

沪上中医名家养生保健指南丛书

并由毛囊底部延伸到皮下组织,因局部皮肤坚韧不易穿透,故沿着深筋膜向四周扩散,侵及附近的许多脂肪柱,再向上传周边毛囊而形成本病。

中医学认为,本病外因多由感受风温湿热之毒,以致气血运行失常,毒邪凝聚皮肉而成;内因多由情志内伤,气郁化火,或房事不节,劳伤精气,以致肾水亏损,火邪炽盛,或平时恣食膏粱厚味,以致脾胃运化失常,湿热火毒内生。总之,有头疽是内有脏腑蕴热积毒,外有风温湿热,凝滞肌腠,导致营卫不和,气血瘀滞,经络阻隔而成。

疽好发于皮肤坚韧的项后、背部等处,多见于成年人,中老年人居多,尤其多见于糖尿病患者,中医将病程分为四候(即4个阶段),每候7～10天。

一候成形:患处红肿结块,上有粟粒样脓头,作痒作痛,肿块渐向四周扩大,脓头增多,色红灼热,高肿疼痛;伴发热恶寒、头痛、纳差。

二候化脓:肿块进一步增大,从中心开始脓头相继穿溃腐烂,形似蜂窝,肿块范围常超过10厘米,甚至大于30厘米;伴高热、口渴、便秘、溲赤等。

三候脱腐:"蜂窝"的间隔逐步溶解、塌陷,疮口呈"火山口"样,大量脓液和坏死组织排出,红肿热痛逐渐减轻,全身症状也渐减或消失。

四候生新:脓腐渐尽,新肉开始生长,逐渐愈合。

有的患者疮面愈合缓慢,需五候、六候方能收功。

✚ 【养生指导】

发病前预防

1. 起居护养

疽是皮肤软组织的急性感染性疾病,多因皮肤破损、细菌侵入所引起,故养成良好的个人卫生习惯是疾病预防的关键。日常工作、生活中应注意防护,避免皮肤破损,如有外伤应及时行消毒、包扎等处理。

暑热季节,汗腺分泌旺盛,一旦阻塞则易并发毛囊炎、痱子等皮肤疾患,故应勤洗澡、更衣,保持皮肤清洁、干燥、卫生,还应避免搔抓,以防继发感染。另外,要积极治疗如毛囊炎、疖肿、湿疹等皮肤感染性疾病。

本病好发于糖尿病人群,故糖尿病患者在积极控制血糖的同时,更应注意预防皮肤破损感染。对于反复发生疖、痈及皮肤瘙痒者,应进一步检查血糖,以防有糖尿病的可能。

中医学还认为痈的发生与情志因素也有一定的关系,故应注意保持心情舒畅,避免精神过度紧张,适当参加体育锻炼与社交活动,以舒缓生活、工作压力。

2. 饮食护养

对于痈的易感患者,饮食总以清淡为宜,应多食新鲜蔬菜、水果,保持大便通畅;少食辛辣刺激、甜腻之品,忌饮烈性酒,以防辛辣甜腻之品损伤脾胃,致肠胃积湿生热而诱发本病。

暑热季节可多饮清凉饮料,如金银花露、地骨皮露、绿豆米仁汤或以菊花、金银花泡茶饮用。

二、发病后护养

1. 起居护养

一旦患病后,应注意休息,避免过度劳累。发热时应卧床休息,多饮开水,必要时以冰袋外敷或乙醇(酒精)擦浴以降低体温。糖尿病患者加强血糖监测。

患者还应注意避免患处受压。发于背部者睡觉宜侧卧,发于臀部者,避免久坐,以防细菌、毒素受压后经血液走散,形成毒血症、脓毒血症。尤其是发于头面部者,强力挤压,感染还可能蔓延至颅内而危及生命。中医称此谓"疽毒内陷"。

2. 饮食护养

急性感染期饮食宜清淡,忌食鱼腥、辛辣等刺激发物及甜腻食物,因脓水、坏死组织排出量多,损耗人体营养物质,故在血糖控制良好的情况下可多进食高蛋白、高维生素食物。疾病后期人体正气耗伤,气血不足,饮食更应增加营养,可适量食用瘦肉、鸭肉、鸽肉等。糖尿病患者可以玉米须 30～60 克、葛根 15～30 克,煎汤代茶,有助于调节血糖。

3. 药物护养

西医治疗此类急性感染性疾病首选抗生素,抗生素的使用原则为早期、足量、高效,使用前必须咨询专业医生,患者不可自行用药。糖尿病患者必须严格控制血糖。

中医治疗此类病常采用内外结合的治疗方法。内治方面除口服中药煎剂外,还可选用一些简便易服的中成药,早期可用银翘片、三黄片、西黄丸等清热解毒,后期可用补中益气丸、八珍丸等补益气血。

外治方面早期可用金黄膏外敷促肿块消散,脓熟后可行切开引流手术。手术时应注意切口宜大,达到脓腔边界。术后早期可用八二丹、九一丹提脓去腐促坏死组织脱落,后期疮面坏死组织脱落后可用白玉膏、生肌散等促疮口收敛。

同时应注意若脓水淋漓,浸渍皮肤,常易引起皮炎湿疹,故油膏应薄贴,疮周皮肤可外扑青黛散或使用乙醇(酒精)擦拭。

若溃口较小,脓水引流不畅而形成"袋脓",则应咨询医生后配合使用药线引流和垫药棉压迫疗法。

若病灶位于颈后不易固定,可采用四头带包扎。

还可试用一些民间外用验方,如:葱 60 克,干姜 15 克,桂枝 30 克,捣和熬膏,加醋 120 克,淀粉 120 克,调匀,视患处大小,以完全覆盖肿势为度,连敷 7 日,用于痈疽未溃者。

万年青根、叶适量,先用冷开水洗净,捣取汁,去渣,瓶贮备用。脓肿已溃未溃均可用,红肿部位均搽上此汁,每日 3～4 次,未溃者可消,已溃者能消炎止痛收口。

野菊花、蒲公英、紫地丁、金银花各等量,加适量白酒,炒热后装入布袋,热熨患处,每日 2～3 次,每次 20 分钟,适用于痈疽初起(图7,图8)。

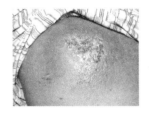 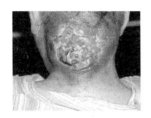

图 7　有头疽(发背)　　　　图 8　有头疽(脑疽)

第六节　丹毒(流火)与象皮腿

老王是个老"流火"患者了,从 10 几年前开始,每年夏天就会发流火,每次一发都是高热 39～40℃,小腿又红又肿又痛,走路都不方便。以前到西医医院看,医生总是给他开青霉素吊瓶,效果确实不错,几天下来症状就明显缓解了。但是这几年来,青霉素的效果似乎不如以前了,剂量越来越大,起效却越来越慢。尤其是最近这 1 次,吊了半个月青霉素,体温是正常了,可是小腿还是暗红僵肿,硬邦邦的走几步路就胀痛不舒服,病友说他这是"大象腿"。经人介绍老王看了中医,没想到几副清热利湿、活血祛瘀的中药再加上金黄膏外敷,下肢的肿胀疼痛就明显消退了。虽说这次是好了,但老王还是想搞清楚:

1. 丹毒就是流火吗?它与"象皮腿"有什么关系?

2. 为什么他的流火老是反复发作?有什么办法防止复发?

沪上中医名家养生保健指南丛书

3. 发了流火后,应该注意些什么? 有什么自我保健的办法?

【疾病概况】

丹毒是皮肤及其网状淋巴管的急性炎症,又称急性网状淋巴管炎。中医学依据丹毒发生部位而有不同名称,发于头面者称"大头瘟"、"抱头火丹";发于腰胯者称"内发丹毒";发于小腿足部者称"流火",其中以发于小腿者多见。

西医学认为丹毒是由细菌感染引起的急性炎症性疾病,其病原菌为 A 族乙型溶血性链球菌。病原菌由皮肤、黏膜的破损处侵入人体从而导致本病,故鼻部炎症、抠鼻、掏耳、足癣等是本病常见的诱因。

中医学认为丹毒患者往往素体血分有热,湿热内蕴,火毒搏结,热不得泄,遇有皮肤、黏膜破损,外邪乘隙而入,引动伏火,郁阻肌肤,发而为病。发于头面者,多夹有风热;发于腰胯者,多夹有肝火;发于腿足者,多夹有湿热;发于新生儿者,多由于胎热火毒。

丹毒典型的临床表现可见:起病急骤,病变处皮肤突然鲜红成片,边界清楚,稍高起于皮面,压之退色,表皮紧张光亮,肤温明显升高,触痛明显;还可伴有高热、畏寒、头痛、关节疼痛等全身症状,下肢流火患者往往伴有腹股沟淋巴结肿大。本病一般不化脓,但严重者红肿处可伴发水疱、紫癜甚至出现组织坏死。

部分丹毒反复发作的患者,因淋巴管的反复炎症而导致淋巴管管腔狭窄、阻塞,淋巴液回流受阻,浅层软组织体液积聚,继之而产生皮下组织纤维增生、脂肪硬化、筋膜增厚。可见患处肿胀持续不退,肤色瘀暗,皮肤粗糙,弹性减退,按之质硬如象皮,多发生在腿部,俗称"象皮腿"。

【养生指导】

一、发病前预防

1. 注意皮肤清洁卫生

丹毒常因皮肤、黏膜的擦伤及其他细微不易发现的皮肤破损而诱发,尤其是不清洁的伤口更易感染,故日常生活中应注意个人卫生,保持皮肤清洁,夏季不要趟雨水,对皮肤、黏膜的小伤口及时消毒处理。尤其是婴幼儿以及糖尿病患者,更应注意积极治疗皮肤上的微小感染源。

2. 积极防治足癣

足癣是下肢丹毒最常见的诱因,顽固的足癣还会导致丹毒的反复发作,最终引起"象皮腿"的严重并发症,因此,一定要积极防治足癣。足癣可采用外用的抗真菌药膏,治疗时不仅要注意水疱、瘙痒、脱屑等症状的改善,足癣完全治愈还需要症状消失后再坚持用药 2 周左右,否则不仅足癣容易复发且易形成耐药。

3. 保持良好生活习惯

戒除抠鼻、挖耳等不良习惯,养成勤洗脚、勤洗鞋袜的良好习惯。

丹毒的发生除了毒邪侵袭的因素外,还与人体自身正气的盛衰有关。故日常生活中应注意起居有时,避免过度劳累,加强体育锻炼,提高机体的抗病能力。

"象皮腿"患者日常生活中应避免久站久立,休息时适当抬高患肢。

4. 调整饮食结构

丹毒在温热、潮湿的季节较易发作,故湿热季节饮食尤宜清淡、易消化,多食益气健脾、清热利湿饮品,如米仁汤、赤豆汤、绿豆汤、菊花茶、金银花露等,少食荤腥与辛辣、刺激之品。

沪上中医名家养生保健指南丛书

5. 弹力绷带、弹力袜的应用

对于"象皮腿"的患者来说,下肢肿胀、重坠,行走不利,严重影响其生活质量,因此可考虑使用医用弹力绷带或医用弹力袜。

二、 发病后护养

1. 起居护养

丹毒急性期应卧床休息,戒烟、禁酒,多饮开水或清淡饮料。下肢丹毒患者应适当抬高患肢30°~40°,有利于淋巴回流;伴有发热患者可予冰袋外敷或行乙醇(酒精)擦浴降温;还应注意保持大便通畅以助湿热外泄。

2. 饮食护养

丹毒急性发作时饮食宜清淡,多进食高蛋白、高维生素食物,忌食辛辣、刺激性食物以及海鲜鱼虾等。也可辅助性的应用一些食疗方法。

推荐的食疗方如下:

1) 马齿苋菊花粥 鲜马齿苋60克,菊花15克,粳米100克。鲜马齿苋洗净切碎,粳米淘洗干净一同入锅加水1 000毫升,文火煮成粥;取霜降前菊花烘干研成粉。粥将成时调入菊花末,稍煮即成,每日3次,连服数天。

适用于丹毒急性期,病变部位较局限者。有清热解毒、泻肝利湿的功效。

2) 红豆牛膝饮 赤豆25克,牛膝15克,黄柏15克一起水煎。每日服2次,5日为1个疗程。

适用于丹毒急性期。

3) 绿豆荸荠汤 绿豆50克,荸荠50克共煮汤。每日服2次,7日为1个疗程。

适用于丹毒急性期。

4) 茯苓红花粥 茯苓30克,薏苡仁30克,红花5克,粳米

100 克。茯苓、红花熬汁去渣,加入薏苡仁、粳米,用文火煮成粥,每日早晚服用。

适用于慢性丹毒,皮疹色暗红,舌紫苔薄。有健脾利水、活血化瘀的功效。

3. 药物护养

西医治疗丹毒首选抗生素,使用前必须咨询专业医生,确定药物种类及疗程长短,切不可自行用药、停药。

中医治疗丹毒有悠久的历史,且有良好的临床疗效,除了辨证内服汤药治疗外,还有不少简便易行的治疗手段。对于轻症患者,可选用清热解毒中药内服,如蒲公英、金银花、黄柏各 15 克,或马齿苋、丝瓜叶、芙蓉叶各 15 克,或生地、板蓝根各 30 克,丹皮 15 克煎汤服用。

也可选用中成药如六神丸、银翘解毒片等内服清热解毒。

还可选用新鲜的紫地丁、蒲公英、芙蓉叶、马齿苋、丝瓜叶、仙人掌等一二种捣烂外敷,亦可用金黄膏或金黄散涂敷患处,有清热消肿之效。

4. 针灸、理疗

对于丹毒并发高热患者,砭镰疗法有良好的退热作用,具体操作方法是以三棱针围绕病灶周围浅刺,以表皮破损、微微出血为度,也可用梅花针于病变周围点刺出血;对于慢性复发性丹毒还可配以火罐治疗。

使用砭镰法应注意局部消毒,以防感染,出血量不宜过多,同时针刺时应避免神经和大血管,头面部丹毒以及有出血倾向的患者不宜采用此法。

一些理疗方法对慢性丹毒也有一定的治疗作用,如氦氖激光、微波治疗等对于象皮腿患者还可尝试红外线热烘疗法。这些理疗方法具有促进局部血液、淋巴回流,消肿祛瘀等功效,从而起到治疗及康复的作用(图9,图10)。

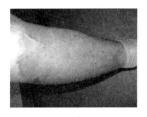 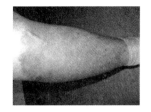

图9 丹毒(流火)　　　图10 淋巴水肿(象皮腿)

第七节 慢性皮肤溃疡与老烂脚

张先生今年60多岁,年轻时是厂里的装卸工,经常要搬卸重物,几十年工作下来,发现小腿的青筋明显突起,一开始只觉得影响外观也就没怎么重视。近几年来,他经常觉得两条小腿酸胀,早上还好,到了晚上小腿、足背明显发肿,而且小腿皮色发暗,皮肤发痒不舒服。前两个月,因为发痒,他抓的时候不小心抓破了内踝的皮肤,结果伤口到现在还不好,还越来越大,听人说这就是"老烂脚",如果严重的话是要截肢的,于是他紧张地来到医院寻求治疗。那么,

1. "老烂脚"究竟是什么病?

2. 为什么"老烂脚"的伤口不容易愈合?

3. 怎样预防老烂脚的发生?

4. 得了"老烂脚"要注意些什么?

✚【疾病概况】

要说清楚什么是"老烂脚",首先要明确"皮肤溃疡"的概念,医学意义上的皮肤溃疡是指各种原因所致的皮肤全层、皮下组织的局限性缺损。通俗来说,就是皮肤破损而形成的各种疮面。一般来说,疮面2周以上未愈者,称为慢性皮肤溃疡;1个月以上未愈者,称为慢性难愈性皮肤溃疡。而"老烂脚"就是发生在

小腿下段的慢性皮肤溃疡。因为它往往日久不愈，或是愈合后短期内又复发，俗称"老烂脚"。

造成皮肤破损的原因多种多样，因此皮肤溃疡从严格意义上说并不是一种专一的疾病，而只是多种疾病发展过程中伴随的一种病理改变。常见的溃疡有以下几种。

(1) 感染性溃疡

指由于各种病原微生物侵袭所导致的溃疡。常见的有：①细菌感染，如疖肿、痈、蜂窝织炎、汗腺炎、坏死性痤疮、皮肤结核、坏疽等；②真菌感染，如孢子丝菌病、皮肤隐球菌病、组织胞浆菌病、球孢子菌病、曲菌病、放线菌病、诺卡菌病、黄癣、脓癣、皮肤毛霉菌病等；③病毒感染，如手足口病、口蹄疫；④螺旋体感染，如梅毒。

(2) 静脉性溃疡

由于静脉回流障碍、组织淤血，使皮肤发生营养性改变而引起。由于重力及解剖的因素，小腿下段尤其是踝关节周围的静脉压力很高，特别容易发生静脉曲张，继而诱发皮肤溃疡。平时人们常说的"老烂脚"往往特指这种下肢静脉曲张性溃疡。

(3) 动脉性溃疡

由于动脉硬化、狭窄、闭塞或动脉栓塞，而使该动脉供血区域的组织缺血，营养不良，甚至发生坏疽而形成溃疡。常见动脉硬化闭塞症、血栓闭塞性脉管炎、急性动脉栓塞等。

(4) 神经性溃疡

神经不仅具有支配肢体运动，感受外界刺激的作用，还与局部组织的营养供应有密切的关系。神经受损，则其支配区域组织知觉减退、营养供应障碍，也易形成溃疡。常见脊椎外伤、脊椎肿瘤所致的中枢神经损伤以及糖尿病所致的周围神经病变。

(5) 外伤性溃疡

指各种外界刺激所致的皮肤软组织损伤。可分为物理性，

沪上中医名家养生保健指南丛书

如各种皮肤软组织挫伤、冻伤、烧伤、电灼伤、放射伤、压疮以及手术后切口感染等；化学性，如临床常见的静脉输液时药物外渗所致的溃疡。

(6) 肿瘤性溃疡

各种皮肤原发性肿瘤或他处肿瘤的皮肤转移灶在病变后期均会导致皮肤溃疡的形成。

(7) 免疫性溃疡

还有一些免疫结缔组织疾病也会导致皮肤溃疡的形成，如白塞病、变应性血管炎、结节性多动脉炎等。

临床上所见溃疡的成因复杂，往往涉及上述数个因素的共同作用，如糖尿病性溃疡常涉及缺血、感染和神经病变，而各种溃疡疮面上又往往都有微生物感染等。

中医学认为，本病发于下肢者，多由久站久立，或担负重物，劳累耗伤气血，中气下陷，经脉失畅，致下肢经脉瘀滞不和，加之湿热之邪下迫，气滞血瘀而成；因放化疗而成者，乃放化疗后热毒壅滞，致使局部皮肤灼伤、腐蚀而成；溃疡疮面日久不愈者，多因气血耗伤，正虚邪恋，或气滞血瘀，气血两亏，肝肾不足所致。

慢性皮肤溃疡的临床表现随病因的不同变化多样，但常具有以下一些共同特征：疮口多凹陷，边缘皮肤内卷，形如缸口，疮面肉芽色灰白或淡红，或留有灰黑色脓腐而伴臭秽之气，多伴有疼痛感，继发感染时可出现红肿疼痛，脓水增多等症状；全身症状一般较轻，可有低热、口渴、便秘或便溏等症状；下肢静脉曲张性溃疡多发于踝关节处，疮周皮肤多色素沉着、皮炎、湿疹等；放疗性溃疡多发生于皮肤照射处，疮面以暗红少液、干燥疼痛为主；化疗性溃疡多发于静脉输液处皮肤，疮面每多腐黑坏死组织覆盖，严重者疮面深陷，见有肌腱暴露，疼痛明显；神经损伤性慢性溃疡，疮面及周围组织麻木疼痛，疮周皮肤角化增厚明显，形成"老茧"。

✚【养生指导】

一、发病前预防

1. 起居护养

皮肤溃疡是多种疾病发展过程中的一种共同的病理改变，在预防方面首先应配合医生，积极防治原发疾病。

感染性溃疡患者应积极控制感染，动脉性溃疡患者应积极改善肢端血供，注意患肢保暖。长期卧床的患者，注意翻身拍背，受压部位可外涂活血化瘀的药膏、药酒，必要时使用气垫床，以防止压(褥)疮的发生。糖尿病患者应积极控制血糖，穿宽松、软底的鞋，避免足部摩擦破损。因为常合并神经病变以致皮肤感觉减退，故应用热水洗足时尤需预防烫伤。

老年人及糖尿病周围神经病变的患者，冬天要特别注意防止"低温烫伤"，即热源本身的温度并不高(如热水袋、暖宝宝等)，但由于患者知觉减退，长时间热力作用而导致的烫伤。这类烫伤由于热力渗透层次较深，再加上患者本身修复能力减弱，故疮面久久不易愈合。

进行放、化疗的患者，应注意皮肤血管的保护，护理人员尤其应关注药液渗漏与皮肤灼伤的防护。

静脉性溃疡患者应避免久站久立，不宜负重劳累；长期坐着办公者，不可翘"二郎腿"，工作一段时间后，应起身适当活动下肢；女性患者平时应避免穿高跟鞋及紧身衣裤，以免影响静脉和淋巴的回流。若出现下肢水肿者，卧床休息时可适当抬高患肢且高于心脏水平，晚上睡觉时足部可垫一枕头，以利静脉回流，减轻下肢水肿。

对于静脉性溃疡患者，穿着弹力袜也是一种有效的预防措施。医用弹力袜是经过特殊设计的一种静脉曲张辅助治疗用品，它不仅具有一定的压力，可压瘪曲张的表浅静脉，而且它的压力还有一定阶梯差,由远心端向近心端递减,也就是说肢端的压力最大,越往上压力越小,有助于静脉血液回流,减轻下肢的淤血,故不能用普通长袜替代的,非专业的产品不仅不能达到治疗目的还有可能加重病情。另外弹力袜还分不同压力和不同的尺码,故在选择时还应咨询专科医生。

慢性皮肤溃疡大多由于外伤和感染而诱发,故生活中要注意养成良好的卫生习惯,勤洗澡换衣,保持皮肤清洁干燥,减少搔抓、刺激;一旦出现皮肤的破损,避免接触污水、污物,及时消毒包扎处理。

皮肤溃疡的发生,除了外邪侵袭的因素外,还与人体自身的免疫力有关。故日常生活中应注意起居有时,避免过度劳累,加强体育锻炼,提高机体的抗病能力。

2. 饮食护养

要预防皮肤溃疡的发生,日常饮食应注意清淡,避免辛辣刺激之品。暑湿季节可多食金银花、菊花、绿豆等有清凉作用的食物。静脉性溃疡患者应适当控制饮食,保持理想体重,以减轻下肢静脉的压力;如有下肢水肿者平时可用薏苡仁、玉米须等煮汤服用,有利水退肿的功效。对于有动脉性疾患的患者,尤其要注意戒烟,因为烟草中的烟碱有强烈的收缩血管作用,会明显加重肢体缺血症状。

二、 发病后护养

1. 起居护养

已经发生皮肤溃疡的患者,应注意休息,避免劳累,除继续坚持发病前的各项养护措施外,还要注意保持疮面处的清洁卫生,及时更换敷料;适当休育锻炼,改善局部血供,预防功能障碍和肌肉萎缩。由于久病不愈,患者大多精神负担重,容易悲观和焦虑,因此应耐心倾听患者陈述,努力为其排解负面情绪。

2. 饮食护养

皮肤溃疡经久不愈,营养物质将随组织坏死或渗血、渗液而流失,对人体来说是一种慢性损耗,因此患者饮食应以高蛋白、高维生素、高纤维素为主,如瘦肉、淡水鱼类、鸡蛋、新鲜蔬菜和水果等,以提供足够的营养成分,但忌助火之品,如牛羊肉、鹿肉、大蒜等以及油炸、烧烤、高脂肪食物;烟酒、辛辣之品易助长体内湿热也应戒除。

3. 药物护养

西医治疗慢性皮肤溃疡以前常采用清创加植皮手术的方法,疗效欠佳。近年来研究的热点在各类新型敷料、生长因子制剂、负压吸引治疗等方面。总的来说,中医与之相比还是有明显的优势。中医治疗本病历史悠久,拥有独特的辨证论治的理论体系,还有许多历史悠久、疗效确切的外用药物,故患者可咨询中医外科方面的专业医生后选用相应的药物治疗方法。

另外,患者也可以尝试一些简便的自我治疗手段。首先,可考虑选用青黛膏、白玉膏、生肌玉红膏等传统油膏制剂。疮周红肿明显时,可用如意金黄散以水调成糊状外敷患处,有清热解毒消肿之功。疮面渗液较多时可用康复新液湿敷,有收敛、祛腐生肌作用。放射性溃疡,干绷、疼痛明显者可选用清凉油乳剂(石灰水麻油溶液)外涂或湿敷。

蜂蜜、蜂胶中含有抗生素物质,有抑菌防腐作用,可抑制化脓菌和真菌的生长,并有收敛、消炎、止痛、生肌和加速伤口愈合、保护皮肤等功效,故慢性皮肤溃疡可用蜂蜜或蜂胶外涂治疗。

中药紫草具有凉血活血化瘀的功效。将紫草放入烧热至60~70℃的麻油中浸泡,放置24小时后将油滤出制备成紫草油外涂疮面,有活血生肌的功效。

将鸡蛋煮熟后取蛋黄置入锅内以小火慢熬,可制得鸡蛋黄油,具有滋润生肌的功效,可用于慢性皮肤溃疡疮面,日久不愈者。糖尿病足患者,有窦道或潜行空腔形成者,还可尝试药线引流或中医传统拖线疗法。

慢性皮肤溃疡病程较长,患者不可能长期住院或门诊随访治疗,患者或家属常常需要自行换药、处理疮面。在此过程中要避免以下几个误区。

(1) 滥用抗生素

对于慢性皮肤溃疡,患者习惯长期服用抗生素,甚至将口服或静脉用的抗生素制品外用于疮面局部,认为这样能够"杀菌",加速疮面的愈合,这是认识上的误区。其实,抗生素只对敏感细菌有治疗作用,对不敏感细菌、真菌、病毒等病原微生物并无作用。慢性皮肤溃疡创面难以愈合的原因还与原发病有关系,前已述及,是比较复杂多样的,仅仅用抗生素治疗,显然是认识上的误区,而且长期不规范的使用抗生素容易引起肝肾功能损害,发生细菌耐药,以致需要使用抗生素治疗疾病时,将面临无药可用的危险。

(2) 过度追求创口洁净

对于疮面的处理,有的患者总觉得要尽量保持清洁,才能加速其愈合,因此,换药时总是尽力擦拭,以求彻底清洁,其实这并无必要,因为无论是哪一种清创方法对疮面都是有损伤的,医生之所以要进行清创、换药是因为脓腐、异物等的残留不利于疮面愈合。慢性皮肤溃疡往往脓腐已净,疮面表层有大量的新生上皮细胞,因此,换药时操作务必要轻柔,避免损伤新生组织。

(3) 过度追求创口干燥

开放性的疮面必然会产生分泌物,有的患者认为这些分泌物就是脓液,频繁更换敷料,以求保持疮面干燥。其实,慢性皮肤溃疡后阶段,疮面已处于上皮生长期,疮面渗出的液体内含有多种生长因子,保持一定的湿润度更有利于创面愈合,这也符合中医"煨脓长肉"的观点。

最后还要强调,对于慢性皮肤溃疡疮面经年不愈者,要注意变生他症的可能性。如疮面不规则,边缘卷起,外翻呈菜花状,基底不平,肉芽高凸,容易出血,分泌物腥臭等应警惕局部恶变;如皮肉菲薄部位或邻近关节处的疮面内渗液稀薄量多,局部漫肿疼痛,或伴高热不退者,应警惕损筋伤骨之变(图11)。

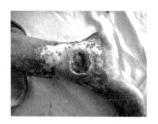

图 11　静脉曲张性溃疡
（老烂脚）

第二章
常见甲状腺疾病

 ## 第一节　甲状腺腺瘤

王女士最近在公司体格检查中被查出患有甲状腺腺瘤,她十分着急,连忙前往医院就诊,医生告诉她需要采用手术治疗。王女士回来咨询了她的亲戚朋友,有人告诉她不用开刀,可以先采用中医药治疗。到底应该听谁的话呢,王女士犯了难。为了解答这个问题,我们先要来了解一下什么是甲状腺腺瘤。

【疾病概况】

甲状腺腺瘤是甲状腺最常见的良性肿瘤。常见的甲状腺腺瘤分为以下３类。

1. 滤泡状腺瘤

是最常见的一种甲状腺腺瘤,包括单纯性腺瘤和嗜酸性腺瘤,后者很少见。

2. 乳头状腺瘤

相对少见,可呈囊实性,又称乳头状囊腺瘤。

3. 功能自主性甲状腺腺瘤

称为毒性甲状腺腺瘤。由于该腺瘤能产生大量甲状腺激素,从而引起甲状腺功能亢进症(甲亢)的临床表现,因此而得名。

现代医学对甲状腺腺瘤的发病原因还不是十分清楚，目前已知，遗传因素、环境污染、放射性损伤、过度劳累，以及食品中的化学物质作用可能与甲状腺腺瘤的产生有关。

中医学认为甲状腺腺瘤属于"肉瘿"的范畴，与患者情志失调，喜怒过度，饮食失宜，体虚劳累，外感邪气有关。忧思郁怒易致肝气郁结，肝木郁结，易克脾土，气机郁滞，则痰湿内生，气滞痰凝结聚于颈前，形成甲状腺囊肿或腺瘤。或因气滞血瘀，与外感邪气结于颈前而发为结块。

甲状腺腺瘤的患者大多数起病时无明显不适症状，检查甲状腺可触及明显的肿块，单发或多发，肿块边界清楚，活动度好，可随吞咽活动，常无明显压痛。部分患者可有颈前结喉部不适，肿块可伴有疼痛，乳头状囊性腺瘤有时可因囊壁血管破裂而发生囊内出血，腺瘤体积可在短期内迅速增大，局部有明显的胀痛与触痛感。甲状腺腺瘤异位生长者，可于胸骨后发现甲状腺腺瘤，当腺瘤增长过大时，可推压气管，产生气管侧移和呼吸困难的症状，压迫喉返神经可致发声困难、声音嘶哑。

毒性甲状腺腺瘤，多见于中青年女性，以20～40岁多见。腺瘤通常是单个。体格检查往往可以发现甲状腺有结节，一般比较大，常达数厘米大小。测定血清三碘甲状腺原氨酸（T_3）、甲状腺素（T_4）水平增高，且以 T_3 增高较为明显，促甲状腺激素（TSH）降低。

甲状腺腺瘤的患者如果瘤体直径在2厘米以下，没有明显不适症状，又没有甲状腺功能异常，一般无手术治疗必要，也无西药可以治疗，可以采用中医药治疗控制病情，或可缩小瘤体，防止腺瘤多发。如果患者有明显不适症状，影响日常生活，如瘤体迅速增大，压迫气管引起呼吸困难，压迫喉返神经引起发声困难，或瘤体过大影响个人形象，或为甲状腺功能亢进难以控制的毒性甲状腺腺瘤，则可采用手术切除治疗或同位素治疗。

✚【养生指导】

甲状腺腺瘤与情志、饮食、劳逸的关系密切。基本的养生指导原则：适度劳逸，调摄情志，合理饮食。

一 发病前预防

1. 防止过度劳累

甲状腺是人体内重要的内分泌腺体，其分泌的甲状腺激素与人体的活动和能量代谢密不可分，过度劳累会加重甲状腺的生理功能，长此以往，甲状腺腺体就容易发生病变，发生甲状腺腺瘤。因此要学会合理的安排生活，劳逸适度，起居有常，不熬夜，养成良好的生活习惯。

2. 调控情志

中医学很早就认识到情志过极可以导致疾病的发生。特别是经常肝气郁结，日久可引起肝的经气循行受到影响，肝郁则木克脾土，脾土受损则运化水液失常，易于化湿生痰，结于颈前从而易引起甲状腺腺瘤。因此在日常生活中要善于调控自己的情绪，宽以待人，积极摆脱不良的情绪，凡事看开一些、看淡一些，中医讲"恬淡虚无"，方能健康长寿。

3. 合理饮食

甲状腺激素是人体内重要的内分泌激素，它的合成过程需要一系列的酶、氨基酸和碘的参与。当人体摄入的营养成分不足、过量，以及摄入有害物质时，容易引起甲状腺腺瘤。特别是一些化学物质，如硫氰酸盐、过氯酸盐对于甲状腺碘吸收的抑制作用，有可能刺激甲状腺产生腺瘤的作用。

对于沿海地区来讲，过度食用海产品容易诱发甲状腺腺瘤；内陆地区则可能由于摄碘不足而诱发甲状腺腺瘤。因此，饮食合理均衡，是维持身体健康的重要保障。

4. 锻炼身体，增强体质

甲状腺参与全身的内分泌代谢调节，因此全身的健康状况对于甲状腺也具有重要影响，积极锻炼身体对于预防甲状腺腺瘤具有重要意义。

二、发病后养护

1. 安心静养

甲状腺腺瘤发病后，要注意静养休息，减少每日的脑力、体力活动量，以减少甲状腺的负担，从而有利于甲状腺腺瘤的平稳与康复。还应控制情绪，尽量做到心平气和，少受外界干扰，为甲状腺腺瘤的康复创造良好的内环境。

2. 避免反复触摸颈前甲状腺腺体

对于患有甲状腺腺瘤的患者来说，要避免经常触摸甲状腺组织，特别是强力的挤压，这样做易使腺瘤瘤体受刺激增大，特别是伴有腺瘤内出血的患者，这样做易使腺瘤内的出血增多，局部的炎症病灶扩大，从而加重症状与病情。严重的咳呛也能加重腺瘤内的出血，应当防止。

3. 饮食调理

现代甲状腺腺瘤的患者，缺碘的可能性很低，随着食盐加碘的长期和广泛开展，目前我国基本消除了缺碘引起的危害，而应对高碘引起的甲状腺疾病保持警惕，特别是在沿海地区。患有甲状腺功能亢进的毒性甲状腺腺瘤应该控制碘的摄入。此外，在日常生活饮食中，多食用些芋艿粥、山慈姑羹有利于患者的康复。

4. 定期随访复查

患有甲状腺腺瘤的患者，如暂无手术必要，也要定期随访复查甲状腺 B 超和甲状腺功能，一般可 3～6 个月做 1 次 B 超，以确定瘤体有无增长。即使甲状腺功能血液检测正常的患者，也要定期复查甲状腺功能，以免病情变化，耽搁病情。对于在近期

沪上中医名家养生保健指南丛书

瘤体增长较大的患者,需要采用手术治疗,尤其是位于胸骨后的肿瘤,发生气管偏移、呼吸不畅的,应尽快手术治疗。对于采用手术治疗的患者,不仅要定期检测甲状腺激素水平,及时补充外源性的甲状腺激素,还要防止甲状腺腺瘤的复发。

5. 中医辨证调治

采用中医辨证调治,有利于从发病机制上阻断甲状腺腺瘤的发生、发展。一般多采用理气解郁、化痰散结的中药,如柴胡、郁金、香附、浙贝母、夏枯草、半夏、橘核等随证加减治疗,常能取得良好的疗效。

✚【医患对话】

1. 我生了甲状腺腺瘤,超声波检查为 0.8 厘米×1.0 厘米大小,医生说可以观察一段时间再决定手术与否。那么多大的甲状腺腺瘤才能开刀治疗呢?

一般来讲,直径超过 2.0 厘米的甲状腺腺瘤可采用手术治疗,直径在 1～1.5 厘米的腺瘤可试用中医药和甲状腺激素制剂治疗 3～9 个月,如果腺瘤缩小或不增大,可暂不行手术治疗。对于临床体格检查或理化检查怀疑有恶性倾向患者,则不论大小均应尽早手术治疗。

2. 为什么我的甲状腺腺瘤手术后不久会复发呢?

由于甲状腺腺瘤的发病原因目前尚未研究清楚,术后复发的原因亦不清楚,通常手术只能切除已经形成的腺瘤病灶,如果手术切除范围不彻底,则残留的甲状腺组织内的微小增生病灶可能转变成复发腺瘤;而如果手术范围较大,则又容易引起甲状腺功能不足,需服用甲状腺激素来治疗。

 ## 第二节　结节性甲状腺肿

张女士最近在照镜子时发现颈部生了一个肿块,于是前往当地医院就诊,经医生手诊检查、验血(甲状腺功能)和超声波检查,诊断为双侧甲状腺多发性结节,最大者约 10 毫米×8 毫米×9 毫米。医生告诉张女士,她的甲状腺功能正常,没有甲状腺功能亢进(甲亢)也没有甲状腺功能减退(甲减),暂时还不必手术治疗,也没有药吃,需要观察一段时间,等 3 个月后再复查一下,张女士很着急,那么张女士在接下来的日子里应该怎么办呢?

➕【疾病概况】

结节性甲状腺肿是甲状腺疾病中比较常见的一种病证。甲状腺结节可表现在多种甲状腺疾病上,包括单纯性甲状腺结节、甲状腺炎症、甲状腺退行性变、甲状腺功能亢进,甚至甲状腺恶性病变中。而结节性甲状腺肿多发于中年女性,属于单纯性甲状腺肿中的一种类型,是一种良性病变。本病正常人群中的发病率在 5%～10% 之间,近年来本病的发病率有增加的趋势。

本病的发病原因还不十分清楚,可能由于缺碘、致甲状腺肿物质、甲状腺激素合成缺陷等因素,引起体内甲状腺激素相对不足,导致甲状腺反复增生,最终形成结节。近年来亦有高碘引起甲状腺肿的报道。部分患者可因工作繁忙、精神长期紧张、过度劳累而诱发本病。

本病临床表现为甲状腺肿大,并可见到或触及大小不等的单个或多个结节,结节的质地多为中等硬度。大多没有明显的临床症状,有些患者仅表现为颈前区不适,吞咽时有异物感。甲状腺功能多数正常,甲状腺同位素扫描、甲状腺 B 超、甲状腺 CT 检查可以显示结节性甲状腺肿。结节性甲状腺肿一般有两种情况:一种是甲状腺功能正常,无甲亢、甲减表现;另一种发生甲亢或甲减,且是在结节性甲状腺肿发生之后出现的。发生甲亢的结节性甲状腺肿称为毒性结节性甲状腺肿。

沪上中医名家养生保健指南丛书

在临床中应该特别提到的是部分患者可发生恶变,或结节中夹杂有微灶癌,所以多发性甲状腺结节肿尽管病情稳定,亦需3~6个月检查1次。

本病体格检查可以发现甲状腺肿大,多为两侧对称性肿大,并可触到数个结节,结节大小不尽一样,一般没有震颤和血管杂音。毒性甲状腺结节可有血清三碘甲状腺原氨酸(T_3)、甲状腺素(T_4)水平增高,其中相当一部分患者可以只有血清 T_3 水平增高,而无血清 T_4 水平增高,部分患者可有明显的突眼症状。甲状腺 B 超可示甲状腺内呈混合性回声或低回声区,可伴有点状强回声钙化点,可有较丰富的血流信号,也可有颈部淋巴结肿大。

甲状腺结节肿大还可伴有甲状腺功能减退的症状,可出现T_3、T_4、减低,促甲状腺释放激素(TSH)增高,可伴有水肿、乏力、嗜睡等症状。

结节性甲状腺肿属中医学"气瘿"的范畴。中医学很早就认识到本病与环境有着密切关系,世代饮用山区高原缺碘的流水易发本病,故认为与碘缺乏有着密切的关系。此外,中医学认为情志抑郁、肝失调达、气滞痰凝是本病发病的重要病机。中医学还认为在人体生长发育、妊娠、产后、哺乳等时期容易发病或使病情加重,是由于肾气亏虚,肝肾不足的缘故。采用中医药的相应治疗,常有一定的疗效(图12)。

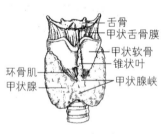

舌骨
甲状舌骨膜
甲状软骨
锥状叶
环骨肌
甲状腺
甲状腺峡

图 12 甲状腺的解剖结构

➕ **【养生指导】**

结节性甲状腺肿与饮食、环境、情志的关系密切。基本的养生指导原则:合理安全饮食、调畅情志。

一、发病前预防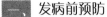

1. 注意合理饮食

甲状腺激素是人体内重要的内分泌激素,它的合成过程需要一系列的酶、氨基酸和碘的参与。当人体摄入的碘不能够维持合成人体日常生命活动所需要的甲状腺激素时,人体就会分泌一种激素以刺激甲状腺使其分泌更多的甲状腺激素,这种激素就称促甲状腺激素。一般情况下,当促甲状腺激素释放进入体内,甲状腺激素分泌增多后,又会抑制促甲状腺激素的合成,这种负反馈机制可以维持甲状腺在正常情况下不会过度肿大,当食品中缺乏合成甲状腺激素的碘元素时,在促甲状腺激素的长期刺激作用下,甲状腺腺体就会发生增生、肿大,从而形成结节性甲状腺肿。因此在一些碘元素缺乏的内陆山区,要注意食用加碘食盐来补充碘元素,从而预防由于缺碘而引起的甲状腺肿大。

需要注意的时,碘元素是一把双刃剑,饮食中摄入过多的碘也可以引起甲状腺肿大,称为高碘性甲状腺肿。在一些沿海地区,由于过度食用海产品,也可形成结节性甲状腺肿。因此在一些沿海地区,水土中碘元素不缺乏的地区,也不可盲目的增加碘的摄入,从而引起高碘性甲状腺肿。一般来说,成年人每日摄入100~200微克的碘就足够了。

推荐的食疗方如下:

1) 金夏饮 金银花 10 克,夏枯草 15 克,百合 15 克,郁金 10 克,枸杞子 10 克,煎汤 1 000 毫升,放凉后暑热天饮用,有预防结节性甲状腺肿的功效。

2) 山药虫草粥 山药 100 克,冬虫夏草适量研粉,薏苡仁 50 克,海带 10 克,粳米 100 克加水熬成粥,于冬日服用,有预防结节性甲状腺肿的功效。

沪上中医名家养生保健指南丛书

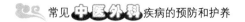

2. 注意食品安全

甲状腺组织内由于需要合成甲状腺激素,几乎每时每刻进行着生化合成反应,而催化这一反应所需酶容易受到有害化学物质的破坏和干扰,特别是一些人工合成的化学物质,如硫氰酸盐、过氯酸盐、农药、有害化学气体、过量的食品添加剂等。当食品中出现这些化学物质时,容易诱发结节性甲状腺肿大。同时应该杜绝吸烟不良嗜好,吸烟进入体内的化学有害物质更多,对于甲状腺的刺激尤为厉害。同时还应减少油炸、烧烤、腌制食品的摄入。

3. 注意调控情志

中医学很早就认识到情志不调可以致病,七情"喜怒忧思悲恐惊"过极都可以导致疾病的发生。而情志过极与甲状腺疾病的关系又最为密切。特别是工作压力大,精神情绪不畅,经常郁怒、胸闷的人,日久可引起肝的经气循行受到影响,肝郁气滞则木克脾土,从而易于引起结节性甲状腺肿大,因此要善于调控心态,积极摆脱不良的情绪刺激,经常做到"心平气和",方能体健长寿。

二、发病后养护

1. 定期复查

甲状腺结节的患者不论治疗与否,都要定期随访复查,一般来说3~6个月要复查甲状腺功能,复查甲状腺B超,以防病情发展和变化,错失治疗时机。对于异常的检查结果,要及时就诊,请有经验的医生,根据病情开出具有针对性的治疗方案。

2. 积极采取治疗

对于结节性甲状腺肿患者来讲,并非都要采用手术治疗,如结节压迫气管、喉返神经的患者,要积极采用手术治疗;对于肿块较硬,形态不规则,肿块短期增长较快,伴高密度钙化灶疑似恶性肿瘤的患者,建议手术治疗。

3. 饮食调理

结节性甲状腺肿的患者,通常不必刻意补碘,如果伴有 T_3、T_4 降低,TSH 增高的甲减患者,需要增加碘的摄入量,可以多吃一些海产品,如海带、紫菜、海蜇等食物以补充碘的摄入;如果是 T_3、T_4 增高,TSH 降低的甲亢患者,则应控制碘的摄入量;对于 T_3、T_4、TSH 正常的患者,不必刻意补碘,亦不必刻意忌碘。在日常生活饮食中,多食用绿色环保的健康食品,少食用过期、变质食品,少食用含有人工化学合成的食品。多食五谷杂粮、山药、芋艿等对于甲状腺结节有好处。

4. 中医辨证调治

结节性甲状腺肿的患者,如果采用手术治疗,存在术后可能复发的问题。采用中医辨证调治,有可能从发病机制上阻断结节性甲状腺肿的发生。一般多采用理气解郁、化痰散结的中药,如夏枯草、浙贝母、半夏、山慈姑、僵蚕、郁金等药物随证加减治疗,常能取得良好的疗效。

✚【医患对话】

1. 为什么我平时吃加碘的食盐,怎么还会发生结节性甲状腺肿?

通常认为,碘的缺乏是导致结节性甲状腺肿的重要原因,但并不是唯一原因。多数学者认为,工作繁忙、精神紧张、过度劳累以及环境污染,多种有害化学物质,高碘饮食,都有致结节性甲状腺肿的作用。

2. 甲状腺结节术后为什么说话比较吃力?

这是因为做甲状腺结节切除术时为了避免损伤喉返神经,要对它进行分离暴露,这样做可能会引起喉返神经的水肿或影响其血供,以至于出现说话比较吃力的现象。但这一现象会随着水肿的消退和血供的恢复,多在术后 3～6 个月左右逐渐康复。

3. 甲状腺结节术后为何会出现手脚发麻的症状？

这是因为在做甲状腺手术切除时,难免会造成甲状旁腺的损伤,影响甲状旁腺的功能,影响血中钙的代谢所致。出现手足麻木时,往往可通过适当补充钙剂,如钙尔奇D片而缓解症状,一般术后2～3个月左右症状会逐渐消失。

第三节 甲状腺炎

王小姐最近在公司很忙经常加班,患重感冒半个月还未痊愈,近两天不仅咽喉不适未愈,还觉得颈前亦有疼痛的感觉,量体温有低热37.7℃,到了晚上她觉得颈部疼痛明显了,还影响到耳根部,于是就急忙前往附近医院就医,经诊查王小姐患上了亚急性甲状腺炎,那么什么是亚急性甲状腺炎呢?

【疾病概况】

甲状腺炎是甲状腺发生的炎性病变,常见的可分为亚急性甲状腺炎、自身免疫性甲状腺炎和急性化脓性甲状腺炎。

亚急性甲状腺炎又称病毒性甲状腺炎、肉芽肿性甲状腺炎。本病的病因多与病毒感染有关,在本病发病前常有上呼吸道感染,或感冒或腮腺炎病史,患者常有发热、咽痛、周身不爽、乏力及肌肉酸痛等症状,且白细胞数不增多。从患者甲状腺组织中可检出腮腺炎病毒等,并且可从患者血中检出多种病毒的抗体。本病多见于中年妇女。发病有季节性,夏季是其发病的高峰。早期起病多急骤,呈发热,伴以怕冷、寒战、疲乏无力和食欲不振。最为特征性的表现为甲状腺部位的疼痛和压痛,常向颌下、耳后或颈部等处放射,咀嚼和吞咽时疼痛加重。甲状腺可呈弥漫性或结节性肿大,可伴发颈部的淋巴结肿大疼痛,急性期尚可伴有甲状腺功能亢进的常见表现。

自身免疫性甲状腺炎又称桥本甲状腺炎、慢性淋巴细胞性甲状腺炎。是一种慢性的自身免疫性疾病。本病多见于中年女性，表现为甲状腺肿，起病缓慢，常在体格检查或无意中发现，甲状腺的体积为正常的 2～3 倍，表面光滑，质地坚韧有弹性如橡皮，可伴有甲状腺结节，多无压痛，与四周无粘连，可随吞咽运动活动。晚期少数患者可出现轻度局部压迫症状。本病进展缓慢，有时甲状腺肿在几年内似无明显变化。初期时甲状腺功能可出现亢进，继而功能降低，呈现甲减，其过程类似于亚急性甲状腺炎，但疼痛、发热不明显。早期由于机体对外来的病毒侵袭发生免疫反应，甲状腺功能旺盛，呈亢进状态，但当甲状腺长久受到外周侵袭，免疫发生"疲劳"，甲状腺淋巴细胞功能衰竭与破坏，逐渐出现甲状腺功能减退，少数可呈黏液性水肿。部分学者认为桥本病长期发作可能引起甲状腺癌，亦有学者认为是夹杂有癌灶的。

急性化脓性甲状腺炎多半为甲状腺舌导管囊肿或异位甲状腺发生感染，感染途径多为血行感染，淋巴液感染，或口腔、咽、喉、气管等邻近组织炎症的直接侵袭造成，患者全身表现可有寒战、发热；外周血粒细胞升高；甲状腺局部红肿，形成脓肿，临床十分少见。

中医学将甲状腺炎归于"瘿病"的范畴，或称"瘿肿"、"瘿痈"。历代医家对于甲状腺炎的论述较少，根据传统中医学理论，我们将其病因归纳为外感风、温、热之邪，内因情志、饮食、劳逸不当，脏腑气血不和，气滞血瘀，痰气凝结于颈前而发病。根据患者的局部临床症状、体征以及检查结果，按中医的辨证分型，进行辨证治疗，在临床上有一定的疗效。

✚【养生指导】

甲状腺炎与人体的免疫状况密切相关。基本的养生指导原则：防治感冒，适度劳逸，调摄情志，合理饮食，加强锻炼。

沪上中医名家养生保健指南丛书

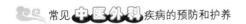

发病前预防

1. 注意起居,防止外感

临床经验表明,无论是哪种甲状腺炎,其发病前多有不同程度感冒、咽炎的经历,因此积极预防感冒,增强自身免疫力,对预防甲状腺炎的发病具有重要的意义。同时当发生感冒、咽炎等疾病时,要注意休息,及时治疗,以防疾病进一步发展而诱发甲状腺炎。

2. 注意调控情志

中医学很早就认识到情志不调可以致病,长期心情不良的人容易发生肝郁气滞,生痰生瘀而致瘿病。现代医学也认为,不良的心理因素,容易导致免疫功能下降,从而引起甲状腺炎的发生。健康的心理是养生的首要条件,因此要保持良好的心态。

3. 防止过度劳累,防止过度发声

劳累过度使身体的功能下降,免疫力下降,易使人体患病。过度发声易使咽喉受损伤,引起慢性咽喉炎,从而容易诱发甲状腺炎。

4. 注意锻炼身体增强体质

积极锻炼身体对于预防甲状腺炎也具有重要意义。健康的身体有利于体内免疫平衡发挥调节作用,从而减少甲状腺炎的发病率。

5. 注意饮食与环境安全

注意少食辛辣之品,少食煎烤之品,这些食品从中医学角度来讲属五味过极之品,容易助火生痰,诱发甲状腺炎。健康的饮食应以新鲜、绿色、清淡为主。

同时要注意环境安全,不要在空气、水源污染的环境中久待。科学实验证明,很多化学污染物具有很强的诱发炎症的作用,日常生活中要注意多食用清淡有机食品,少食污染的海鲜、水产品等。

此外,过度的碘摄入也与桥本甲状腺炎的发病关系密切,沿

海地区居民不要盲目过多摄碘。

二、发病后养护

1. 适度静养

甲状腺炎发病后,要注意静养休息,特别是要禁止大声说话,高声唱歌,教师要避免声带疲劳,从而有利于甲状腺炎的康复。积极监测甲状腺激素水平,必要时补充外源性的甲状腺激素,以防治甲状腺功能减退症。对于甲状腺功能亢进的患者,要及时服用西药以控制过高的甲状腺激素分泌,发病期间还应控制情绪,要尽量做到心平气和,少受不良情绪的影响,为甲状腺炎的康复创造良好的内环境。

2. 避免反复触摸颈前甲状腺腺体

对于患有甲状腺炎的患者来说,要避免反复触摸甲状腺组织,特别是强力的挤压,这样做易使甲状腺受刺激损伤,从而加重甲状腺的炎症,不利于患者的康复。

3. 合理使用激素药物

亚急性甲状腺炎患者如果症状比较严重,在医师指导下,可用糖皮质激素,如泼尼松(强的松)和甲状腺激素(如优甲乐)来治疗。在临床上亦可遇到因激素使用不当而发生的激素依赖性甲状腺炎,给患者的治疗与康复增加痛苦与麻烦,所以应慎用激素类药品。

桥本甲状腺炎患者,如甲状腺功能在正常范围内的,一般无需服用甲状腺激素治疗;如果工作生活十分繁忙,一时难以改善的,可以服用小剂量的甲状腺激素以减轻患者的甲状腺负担,有利于缓解患者的病情。

4. 定期随访复查

无论是何种类型的甲状腺炎患者,都需要定期随访复查甲状腺功能和甲状腺B超,以防甲状腺炎的发展与变化,特别是对于甲状腺球蛋白升高的患者,更要警惕发生结节和甲状腺癌的

沪上中医名家养生保健指南丛书

可能性。

5. 中医辨证调治

甲状腺炎的患者,现代医学并无特异性的治疗手段,发病后也只能对症治疗。中医辨证调治,特别是对于发病率较高的桥本甲状腺炎、亚急性甲状腺炎,有较好的疗效。对于激素依赖性亚急性甲状腺炎更有不可替代的治疗价值。

中医中药通过对全身生理病理功能的调节和干预,调节免疫、代谢、内分泌,从标本兼顾的层面进行调治。一般多采用疏风清热、化痰消瘿的中药,如夏枯草、黄芩、野菊花、牛蒡子、玄参、柴胡、金银花、山慈姑等随证加减治疗,常能取得良好的疗效。

推荐饮品:夏枯草汤。夏枯草 15 克,黄芩 15 克,金银花 15 克,玄参 15 克,淮小麦 30 克,淡竹叶 15 克,用沸水 500 毫升冲泡,置凉后在夏日饮用。如想要调和口味,可加入冰糖适量,糖尿病的患者可加入木糖醇适量。此汤具有饮药结合,清热疏肝的功能,对亚急性甲状腺炎、桥本甲状腺炎的患者,有调治康复的作用。

【医患对话】

1. 患有桥本甲状腺炎的患者能生育吗?

桥本甲状腺炎的患者如果病情控制稳定,甲状腺功能正常,对于生育不会产生不良影响。虽然有学者认为桥本甲状腺炎有一定的遗传倾向,但只要治疗及时病情得到控制,临床上并未发现影响下一代的情况。

2. 患有甲状腺炎的患者一定要服用甲状腺激素治疗吗?

患有甲状腺炎的患者要及时和定期检测甲状腺功能,在医生的指导下合理用药治疗,并不一定都需要采用甲状腺激素治疗。

3. 甲状腺炎患者长期服用甲状腺激素治疗,会有不良反应吗?

甲状腺激素是人体参与代谢的重要激素,对于体内甲状腺激素分泌不足的患者来说,需要补充外源性激素来维持正常的生理功能,在合理的剂量里使用一般没有不良反应。当然,为减少甲状腺激素的依赖性,同时服用中药治疗是一个不错的选择,而且在临床上已有很多成功的案例。

4. 患桥本甲状腺炎时,甲状腺肿痛不适时,可以服用抗生素治疗吗?

桥本甲状腺炎是一种自身免疫性疾病,使用抗生素治疗是无效的,反而会增加使用抗生素的不良反应,这是不可取的。

第四节　甲状腺癌术后

钱先生快50岁了,身体一向很好,最近感觉颈部吞咽时老有东西咽不下去的感觉,他去医院看病,经医生检查后发现患有甲状腺结节。医生告诉他,他的甲状腺结节虽然不大,约有12毫米×8毫米大小,但该结节在彩超下显示有异常丰富的血流信号以及高密度的钙化点,因此建议他尽快手术,有甲状腺癌的可能。钱先生遵照医嘱及时接受了手术治疗,术后病理显示钱先生得的是甲状腺乳头状癌,幸运的是颈部的淋巴结没有发现转移病灶,术后医生并没有给钱先生开出化疗方案,只是告知要长期服用甲状腺激素并定期随访,钱先生很不放心,他术后应该注意些什么呢?

✚【疾病概况】

甲状腺癌是发生于甲状腺组织的恶性肿瘤。约占人体所有恶性肿瘤的 1%。甲状腺癌又分为原发性甲状腺癌和转移性甲状腺癌。

沪上中医名家养生保健指南丛书

根据组织形态特征,原发性甲状腺癌较常见的可分为5种。

(1) 乳头状癌

占甲状腺癌的50%～70%,癌瘤生长最缓慢,其10年存活率约为90%,较易局部淋巴转移(30%～40%)而不易经血流转移远端。发病年龄在40岁以下者约占一半,女性的发生率为男性的3倍。

(2) 滤泡癌

约占甲状腺癌的15%,癌瘤生长缓慢,通常属于单发性的病灶,有包膜,其10年存活率约为80%。一般在40岁后发生,较少转移到局部淋巴结而较易经血流转移至肺、骨骼及肝脏等,有时亦侵犯甲状腺周边组织。

(3) 未分化癌

约占甲状腺癌的10%,一般在50岁以后发生而以女性稍多。它的恶性程度高而常迅速侵犯周边组织或转移到全身各器官,造成局部淋巴结肿大和疼痛、声音沙哑、呼吸喘鸣、吞咽困难等。患者常在诊断确定后数月内死亡。

(4) 髓样癌

占甲状腺癌的1%～2%。40岁以后较易发生,女性稍多于男性。其恶性程度介于滤泡癌与未分化癌之间,10年存活率为60%～70%。可由腺内淋巴转移到腺内其他部位或局部淋巴结,也可由血流而转移至远处如肺、骨骼及肝脏等。髓样癌可能是家族遗传性或偶发性的,其中家族性约占20%,多侵犯两侧甲状腺,且常合并其他多发性内分泌腺体的异常增生。

(5) 甲状腺淋巴癌

极为罕见,约占甲状腺癌的1%。有人怀疑长期桥本甲状腺炎部分会发展成甲状腺淋巴癌。

真正引起甲状腺癌的原因仍不清楚,可能与下列因素有关。

1) 头颈部或胸部上方在童年时期曾因接受X线摄片或放疗者较易发生甲状腺癌。

2）一些桥本甲状腺炎患者可能与甲状腺恶性淋巴瘤的发生有关。

3）**遗传因素**　特别是家族性甲状腺髓样癌患者有高达20%家族遗传性。

近年来有学者认为甲状腺癌可能与过度劳累、环境污染、进食有毒化学污染食品等因素有关。在地方性结节性甲状腺肿流行地区,甲状腺癌特别是低分化甲状腺癌的发病率也很高。

流行病学调查发现,年轻人患甲状腺癌的风险要高于年老者,男性发病者每年低于3/10万,而女性发病者却要高2～3倍,各种类型的甲状腺癌年龄分布亦不同,乳头状腺癌分布最广,发病率也最高,可发生于10岁以下儿童至百岁老人,在各种年龄段均可见到,滤泡状癌多见于20～100岁,髓样癌多见于40～80岁,未分化癌多见于40～90岁。

甲状腺癌属于中医学"石瘿"的范畴,《外科正宗》瘿瘤论中说:"坚硬不移曰石瘿",言其肿块坚硬活动度差。中医学认为情志内伤,肝脾气逆,气郁痰凝,积久化毒。气滞、痰凝、瘀毒三者合而为患,最终形成甲状腺癌。

【养生指导】

甲状腺癌与情志、饮食、劳逸的关系密切。基本的养生指导原则:远离污染环境,注意饮食安全,防避辐射,调摄情志,加强锻炼身体。

一、发病前预防

1. 注意食品安全

甲状腺组织容易受到有害化学物质的破坏和干扰。特别是一些人工合成的化学物质,如二噁英、硝基苯、农药、有毒或过量的食品添加剂等。当食品中出现这些化学物质时,容易诱发结节性甲状腺肿、甲状腺癌。同时应杜绝吸烟不良嗜好,吸烟进入体内的化学有害物质尼古丁等,对甲状腺的刺激尤为厉害。同时还应减少油炸、烧烤、腌制食品的摄入。

2. 注意环境安全

环境中的有害物质除了可通过食品进入人体,还可以通过空气、接触皮肤、衣物进入人体。在日常生活中要注意预防环境、空气的污染,如甲醛、氯、氨、汞、铅、二甲苯等化学物质的伤害。

3. 注意调畅情志

情志过极与甲状腺疾病的关系最为密切。不良情绪不仅可以引起疾病,而且还可以降低机体的免疫功能,使机体自身清除肿瘤细胞的能力下降,从而增加患恶性肿瘤的可能性。所以保持良好的心态是预防肿瘤的重要环节。

4. 防止过度劳累

甲状腺是人体内重要的内分泌腺体,其分泌的甲状腺激素与人体的活动和新陈代谢密不可分,过度劳累会加重甲状腺的负荷,长此以往,甲状腺腺体就容易发生病变;同时过度劳累还可以使人体自身的肿瘤免疫监视能力下降,增加患甲状腺癌的可能。因此合理安排生活,劳逸适度,起居有常,保持身体健康是预防肿瘤的最佳生活方式。

5. 防止辐射损伤

由于甲状腺生理功能的特殊性,对于各种辐射损伤极为敏感,辐射损伤更容易引起甲状腺癌。所以在日常生活中要注意防止辐射损伤,远离辐射源,平时检查身体时尽量少做一些放射性检查,例如肺部 CT 检查原则上 1 年或 1 年以上做 1 次,做甲状腺检查时尽可能先做超声波检查,在十分必要时才做 CT 增强检查,以减少对甲状腺的损伤。

6. 锻炼身体,增强体质

甲状腺参与全身的内分泌代谢调节,因此全身的健康状况对于甲状腺也具有重要影响,积极锻炼身体对于预防结节性甲状腺肿也具有重要意义。同时良好的身体可以加速体内有害物质的分解代谢,良好的免疫系统可以及时清除体内的异常肿瘤细胞,从而减少甲状腺癌的发病。

二、发病后养护

1. 面对疾病调整心态

当得知患甲状腺癌时,通常情绪低下,心态失落,悲观失望,惊吓不知所措,所以,首先要控制悲观的情绪,调节抑郁的心态,面对患病现实,积极接受中西医的各种治疗。

2. 术后复查

术后复查三碘甲状腺原氨酸(T_3)、甲状腺素(T_4)、促甲状腺释放激素(TSH)调节优甲乐的剂量。

对于手术治疗后的患者,要积极监测甲状腺激素水平,遵照医嘱补充足量的甲状腺激素,以维持身体的正常功能和防止甲状腺癌的复发。通常甲状腺癌术后 1～2 年,服用优甲乐 2 片(50 μg,每日 2 次),并使 TSH 维持在每毫升 0.5 u 以下,FT_4、FT_3 保持在正常高值状态。

3. 术后定期检查

对于滤泡癌、未分化癌、髓样癌术后患者,除定期检查颈部淋巴结外,更要检查肝、肺、骨等以排除肿瘤远处转移;对于乳头状癌术后要定期检查颈部淋巴结及手术对侧甲状腺组织。

此外,甲状腺球蛋白(TG)的测定亦是需要的,虽然血中甲状腺球蛋白的升高不作为特异性的指标,但术后在服用甲状腺激素治疗后,球蛋白升高可能意味着术后有残余的恶性肿瘤细胞或者是有转移灶。如果发生这种情况,则应做进一步的放射性核素检查和治疗。

4. 禁忌反复触摸颈前甲状腺腺体

对于患有甲状腺癌术后的患者来说,要避免经常触摸颈前手术部位,特别是强力的挤压,这样做容易使术后残留的甲状腺

沪上中医名家养生保健指南丛书

组织和瘢痕组织受到损伤,不利于甲状腺癌的术后康复。

同时要避免戴过紧的项链,以免增加颈部的压迫和摩擦;要防止佩带一些矿物类的项链,如钻石、翡翠、黄金、玉石等,这些矿物质有时会有天然的射线,需经检测后安全使用,如需穿戴可使用珍珠一类比较安全的生物产品。

5. 饮食宜忌

甲状腺癌术后的患者,要注意尽量少摄入含碘的食品,特别是在手术后一二年内,应尽量少食海鲜;同时少食辛辣刺激性食物,少喝咖啡、浓茶等;少吃烧烤、腌制的食品,少吃富含亚硝酸盐的食品,多吃绿色有机食品。

推荐食品:黄芪贝母灵芝粥。生黄芪 30 克,浙贝母 15 克,灵芝 15 克,大枣 10 枚,上 4 味洗净浸泡半小时后,煎水煮取 1 升,加入薏苡仁适量熬成粥,每日早晚服用,有提高机体免疫力作用,可作为甲状腺癌术后调理。

6. 中医辨证调治

甲状腺癌术后的患者,存在术后复发转移的风险。西药甲状腺素的作用仅能维持补充甲状腺术后功能的缺失,并无抗肿瘤复发转移的作用。中医中药辨证调治,有利于增加人体免疫力,提高机体的抗肿瘤能力。据临床报道,中医辨证选用疏肝解郁、益气健脾、祛瘀解毒、扶正祛邪中药治疗,可有效降低甲状腺癌的复发转移,对手术后康复,恢复体力,正常生活工作亦有相当裨益。对于经手术证实已经有淋巴结转移的患者,也可有助于控制病情,提高患者的生存质量,延长患者的生存期。常用的中药,如石见穿、半枝莲、白花蛇舌草、莪术、浙贝母、僵蚕等;常用的中成药,如小金丸、西黄丸、夏枯草制剂等。

➕【医患对话】

1. B 超报告显示甲状腺结节伴有钙化,是否是甲状腺癌?

甲状腺结节伴有钙化在良性甲状腺肿瘤中也较为常见,并不一定是甲状腺癌。有学者认为,超声波显示甲状腺结节恶性可能的征兆有3点需注意:①其钙化点呈密集、扇片状、卫星状;②结节有异常丰富的血流信号;③结节肿块质地不均匀,边界不清、结节肿块的纵径大于横径等。此外,还要参考其他的临床检查,如CT增强扫描、甲状腺细针穿刺等。

2. 甲状腺癌术后需要做化疗吗?

由于目前并无针对甲状腺癌特异性的化疗药物,所以一般甲状腺癌术后不进行化学治疗。

3. 患了甲状腺癌伴颈部淋巴转移,手术后都要做同位素^{131}I治疗吗?

不一定。同位素^{131}I治疗对于甲状腺癌中具有高摄碘的癌细胞有杀伤作用,对低摄碘或无摄碘的癌细胞杀伤不明显,这需要经同位素检查后,方能明确。

4. 甲状腺癌术后可能生育吗?

甲状腺癌手术后,在病情稳定,甲状腺功能正常的情况下,可以正常受孕生育。一般建议在手术2年后可准备生育,在妊娠期间要及时检测血中甲状腺激素水平,以调整甲状腺素的服用量。在T_3、T_4偏低,TSH升高,有甲减征兆时,必须增加甲状腺素剂量,使甲减得到调整。通常认为在甲减状态下受孕,不但会造成流产、早产、围产期胎儿死亡等不良事件,更会影响到后代的智力发育。

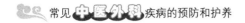

第三章

常见乳腺疾病

第一节 乳 腺 增 生

✚【疾病概况】

乳腺增生是一种乳腺组织的良性增生性疾病。既非炎症，又非肿瘤，是乳腺组织正常结构的错乱。本病中医学称为"乳癖"，是指乳房部有肿块之疾，好发于 25～45 岁的妇女，特别是社会经济地位高、受教育程度高、月经初潮年龄早、从未怀孕、初次怀孕年龄大或绝经迟的妇女容易发生。

西医认为其发病的原因是因致病因素引起周期性激素的比例失调（尤其是雌激素与孕激素的比例失调）和（或）乳腺组织对性激素失调的敏感性增高，乳腺主质和间质不同程度地增生与复旧不全致乳腺结构在数量和形态上的异常。

近年来乳房彩超和 X 线钼靶摄片诊断报告中经常能看到 BI－RADS 分级的描述，这是 1992 年由美国放射学会（ACR）提出并推荐采用的"乳腺影像报告和数据系统"报告书写规范，其后经 3 次修订，逐步被扩展应用于乳腺超声和 MRI 诊断。目前 BI－RADS 分期包括 0～6 类。

0 类：说明获取的影像信息不全面，需要结合其他影像学方法（如 B 超、X 线摄片、MRI 等）进一步检查。

1类:乳腺结构清楚没有病变显示。

2类:乳腺结构有改变,考虑为良性。

3类:良性疾病可能,建议短期随访(6个月)。

4类:乳腺结构可疑异常,具有恶性倾向性,需考虑病理活检。4a类:恶性倾向度较低;4b类:恶性倾向度中等;4c类:恶性倾向度较高。

5类:几乎肯定是乳腺癌的病变,必须进行手术及病理活检。

6类:已被病理活检证实为恶性病变的影像学表现。

中医学认为本病的发生,多与情绪变化相关,若情志不畅,郁久伤肝,经脉阻塞不通,不通则痛,故出现乳房疼痛及结块;又与月经情况相关,先天不足或后天失调,以致肝肾亏虚,冲任不调,气血瘀滞,积聚乳房、胞宫,或乳房疼痛而结块,或月事紊乱。

其主要临床表现是乳房疼痛和乳房肿块,少数可伴有乳头溢液。乳房疼痛一般以胀痛为主,也有刺痛或牵拉痛,可发生在乳房单侧或双侧;疼痛常在月经前加重,月经后减轻或消失,或疼痛随情绪波动而变化;疼痛主要以肿块局部为甚,可向患侧腋窝及肩背放射,甚者在行走或活动时加剧。乳房肿块单侧或双侧均可发生,大多位于乳房的外上象限,肿块形态多样,大小不一,可有片块、结节、条索、颗粒状等,与皮肤和深部组织无粘连,大多有压痛;肿块可在月经前增大变硬,经后缩小变软。

中医治疗本病的主张根据临床表现症状的不同,施以中医药为主的辨证论治,多以疏肝理气、健脾化痰、调摄冲任为一线治疗方案,辅以针灸、外敷等中医治疗方法。慎用激素类药物及手术治疗。

➕【养生指导】

乳腺增生的养生指导原则:舒畅情志,适龄婚育,夫妻和谐,谨慎饮食。发病后,亦不要过度紧张,及时到医院专科诊疗。

沪上中医名家养生保健指南丛书

一、发病前预防

1. 调节情绪

良好的心情、乐观的情绪是乳腺增生的最好防御武器。不良的心理因素如思虑过度、心情压抑或紧张、抑郁悲伤,均可造成神经衰弱,睡眠质量下降,导致内分泌失调,诱使增生病的发生。保持经前、经后、排卵期的心情舒畅、情绪稳定甚为重要。应善于调节家庭生活、学习工作中产生的心理压力,注意劳逸结合,学会释放各种心理压力,少生气,保持情绪稳定、活泼开朗的心情,做到知足常乐,就能减少本病的发生。

2. 适龄婚育

乳腺增生的发生与高雌激素过度刺激密切相关。过晚结婚生育、终身不嫁或不育,不符合人类的生理规律,使雌激素张力得不到及时释放,造成黄体酮(孕酮)相对减少,乳房长期处于高雌激素刺激状态,容易诱发本病。应当提倡适龄结婚和生育,提倡产后母乳喂养,最好母乳喂养6个月以上,可以降低乳腺增生的发生。再则适度和谐的夫妻生活,亦能充分释放性张力,使乳房能有正常的充盈、肿胀及消退的周期性变化,有利于促进乳房内部的血液循环,可降低本病的发生。

3. 合理膳食,多运动

膳食和营养对乳腺疾病起着特殊的催化作用,摄入过高的脂肪和动物蛋白以及饮食无节制造成的肥胖,容易促使雌激素的生成和释放,刺激乳房腺体上皮细胞过度增生,故对于动物脂肪和动物蛋白的摄入要有节制。多进食富含纤维素的蔬菜是有益的,由于纤维可以影响胃的排空、小肠的吸收速度以及食物经过消化道的时间,促使脂肪吸收减少,脂肪合成受到抑制,就会使雌激素水平下降。咖啡、可可、巧克力这类饮品中含有较多的黄嘌呤,亦会促使乳腺增生的发生,故宜适量饮用。此外,不能滥用含雌激素类的保健品或长期使用美容化妆品、健美隆乳的丰乳保健品,更年期妇女雌激素替代疗法需在医生指导下适度使用,否则亦容易诱发本病。

提倡低脂肪高维生素类膳食,如番茄、胡萝卜、花菜、南瓜、大蒜、芦笋、黄瓜、丝瓜、萝卜和一些绿叶蔬菜等;葡萄、猕猴桃、柠檬、草莓、柑橘、无花果等。黄鱼、泥鳅、带鱼、章鱼、鱿鱼、海参、牡蛎以及海带等,富含微量元素,对乳腺有保护作用。食用菌类,如银耳、黑木耳、香菇、猴头菇、茯苓等是天然的生物反应调节剂,亦能保护乳腺。不主张过度食用鸡肉、牛羊肉。

每日适度适量的体育运动,可消耗体内过多的脂肪,有助于体内内分泌激素的平衡。

4. 注意乳房部护理

女性青春期不要束胸,应配戴宽松棉制的乳罩以利乳房的正常发育;妇女最好不要佩戴过紧或有挤压隆胸效果的胸罩(尤其在月经前乳房略增大时),会影响乳房的新陈代谢和淋巴回流。

二、发病后养护

1. 中医药调治

1) 中医药调治乳腺增生疗效显著,颇受广大患者欢迎,中医药治疗特点是以疏肝理气、健脾化痰、调摄冲任等法进行辨证个体化治疗,所以应在中医外科、乳腺病专业医师指导下进行。

2) 本病轻者亦可选择:乳康片、乳增宁、乳癖消、小金丹等,按医嘱服用。

也可配合按摩与磁疗。穴位按摩:按揉行间达太冲穴各120次;或用力按内庭、地五会穴各5分钟;或自乳头向下直按推至七、八肋间的期门穴36次,并在期门穴上点揉72次。

磁疗法:用古神脐疗磁贴或曼格磁贴局部敷贴,或配戴磁性乳罩。

沪上中医名家养生保健指南丛书

2. 乳房自我检查

建议每月经后 3～5 日作自我检查乳房 1 次。乳房自我检查包括视诊和触诊。视诊要选择光线明亮的地方,充分暴露两侧乳房,面对镜子,观察双侧乳房是否对称,两侧乳头是否在同一条水平线上,乳头皮肤有无糜烂或脱屑,乳头是否有内缩或抬高;观察乳房皮肤是否光滑,色泽是否正常,皮肤有无静脉扩张和水肿,有无橘皮样改变或"酒窝征"。触诊时左手叉腰,用自己的右手触诊左侧乳房,然后再用右手叉腰,左手触诊右侧乳房,检查有无肿块,最后提捏一下乳头,是否有溢液,若发现有乳房肿块或乳头血性、咖啡色溢液当尽快去医院进一步检查。自查时手指需轻触并在乳房表面进行回旋触诊,切忌抓捏,以免将腺体抓起而产生错判断。

另建议 30 岁以上妇女每 3～6 个月到医院进行 B 超检查1 次。

3. 心理调治

乳腺增生对人体的危害莫过于心理的损害,因缺乏对此病的正确认识,过度的心理紧张,会加重内分泌紊乱,促使症情加重。本病患者大多担心以后会不会转变为乳腺癌。研究发现,乳腺增生的重度非典型增生、导管上皮的汗腺化生、多发性导管内乳头状瘤等有可能转变、发展成乳腺癌,据有关临床报道占2%～3%,故临床又称为癌前病变。那些一般性乳腺增生病,可以认为与乳腺癌的关系不大,这种增生经中医药治疗大多可治愈或停滞在某一阶段,或可长期不变,在绝经后自行消退。所以对大多数乳腺增生患者来说,应当重视防治而不应当恐惧。

4. 饮食调护

平时宜多吃大白菜、海带、酸奶。白菜里含有一种化合物,约占白菜重量的 1%,能帮助分解雌激素。海带含有大量的碘,碘可以刺激垂体前叶黄体生成素,促进卵巢滤泡黄体化,从而使雌激素水平降低,恢复卵巢的正常功能,纠正内分泌失调,消除乳腺增生的隐患。酸奶能减少脂肪的吸收,降低雌激素水平。

　　大豆及其传统制品(如豆浆、豆腐等)相对于体内雌激素水平来说具有双向调节作用,适量食用不会引起乳腺增生,并对乳房有保护作用。近10年来的研究发现,大豆及其制品中含有大豆异黄酮,主要包括大豆苷原和金雀异黄酮。金雀异黄酮的结构与雌激素相似,能与乳腺细胞的雌激素受体相结合而发挥雌激素的作用,相当于1/10万的雌二醇活性,可产生两方面的作用。当体内雌激素水平低时,植物雌激素与受体结合显示弱的雌激素活性,维持机体雌激素水平;而当体内雌激素水平高时,植物雌激素与雌二醇竞争性结合雌激素受体,对雌激素表现为拮抗作用,进而对因雌激素过度刺激引起的疾病具有保护作用。

　　推荐的食疗方如下:

　　1) 玫瑰蚕豆花茶　将玫瑰花6克,蚕豆花10克分别洗净,沥干,一同放入茶杯中,加开水冲泡,盖上茶杯盖,焖10分钟即成。可代茶饮,或当饮料,早、晚分服。

　　2) 萝卜拌海蜇皮　将白萝卜200克洗净,切成细丝,用精盐2克拌透。将海蜇皮100克切成丝,先用凉水冲洗,再用冷水漂清,挤干,与萝卜丝一起放碗内拌匀。炒锅上火,下植物油20毫升烧热,放入葱花3克炸香,趁热倒入碗内,加白糖5克,麻油10毫升拌匀即成。佐餐食用。

【医患对话】

　　1. 是否乳房疼痛越厉害,乳腺增生越严重?

　　80%以上的乳腺增生病患者都有不同程度的乳痛,但其疼痛的程度与肿块的质地、大小、病理形态均有一定的关系,但不是绝对的。有的人乳痛厉害,肿块亦增大触痛明显;有的人疼痛很厉害,肿块却不明显,属中医学"气痛"。乳腺疼痛受月经、情绪、饮食等多种因素的影响,常有自动缓解或不规律的阵发性发作。因此,不能仅以疼痛作为病情轻重的指标。

2. 乳腺增生为什么会复发?

女性青春期月经来潮后,随着体内雌、孕激素的周期性变化,乳腺的周期性增生和复旧就相应开始了,故乳腺增生是育龄期妇女的正常生理现象,轻度的乳腺增生不需要治疗,但对于中重度乳腺增生者,需要药物治疗以促使乳腺复旧,缓解伴随症状。而不当饮食、精神压力、妇科疾病等因素均可干扰体内性激素的正常比例,而加重乳腺增生的症状。

3. 经期乳头溢乳有问题吗?

一般来说非妊娠期或哺乳期出现乳头有乳汁溢出,大多属于良性病变。其中多数与内分泌异常有关,而血催乳素水平增高是最常见原因;亦可能是乳腺增生的临床表现之一(约 5%);也有少许是由于服用一些药物引起的,如多潘立酮(吗丁啉)、精神类药物等。因此无论是经期或月经间歇期出现溢乳现象,建议化验血催乳素。但如果出现乳头单孔溢出非乳汁样液体,尤其是血性或咖啡色者,当需及时到乳腺专科检查,以排除肿瘤性病变。

4. 为什么彩超报告 BI－RADS 3 类,而钼靶报告为 BI－RADS 2 类?

这是完全有可能的,因为彩超与钼靶摄片在影像学上显示的原理不一样,而乳腺组织致密度变化也会干扰检查,在良性和恶性病变的判断上两者也各有优缺点,有些良性肿块在 X 线钼靶摄片上不一定能显示。故两者需配合对照应用。

5. 乳房彩超与 X 线钼靶摄片检查哪个更好?

在乳腺彩超和钼靶检查各有优长,需配合应用才能提高临床诊断的准确性。彩超对于良性肿块的诊断符合率很高,对于有肿块的恶性病变其诊断符合率亦可达 80%～85%,但难以发现无肿块的隐匿性乳腺癌。X 线钼靶对于良性肿块的诊断符合率不如彩超,对于恶性病变的诊断符合率高于彩超,可达 90%,

且能发现无肿块的隐匿性乳腺癌(如细小恶性钙化)。安全性方面钼靶不如彩超,大剂量的胸部 X 线照射亦有诱发癌变的风险。

对于年纪轻、未生育的女性多以彩超检查为首选,而对于年龄超过 35 岁,临床评估患乳腺癌风险增高者,当定期进行 X 线钼靶摄片检查(1 年以上或 2 年检查 1 次)。

第二节 急性乳腺炎

李某,女性,25 岁。产后 2 周,出现右乳结块疼痛伴高热,右乳泌乳不畅,发热 39℃。去某西医院诊为急性乳腺炎,给予静脉滴注抗生素 3 天,3 天后发热虽退,可右乳肿痛未消,并形成僵块,便来中医院求治。检查右乳外上结块偏硬,约为 5 厘米×4 厘米,触痛明显,皮色微红温热感。经中医外科乳腺病专科医师辨证,服用疏肝清热、通乳散结中药汤剂,并外敷金黄膏。5 剂后僵肿逐渐缩小变软,泌乳亦渐通畅。患者感到中医中药的治疗是很有效的,然而亦有一些疑问:

1. 患了乳腺炎可否用抗生素?
2. 患了乳腺炎可否继续喂乳?

【疾病概况】

急性化脓性乳腺炎是发生在乳房的最常见的急性化脓性疾病。本病属中医学"乳痈"的范畴。

好发于产后 1 个半月以内的哺乳期妇女,尤以初产妇为多见。发生于哺乳期的称"外吹乳痈",占全部病例的 90% 以上;发生于怀孕期的称"内吹乳痈",临床上较为少见。

中医学认为本病的发生,其一因新产伤血,肝失所养,肝之疏泄失畅,乳汁之分泌或排出失调;或饮食不节,胃中积热,或肝气犯胃,肝胃失和,郁热阻滞乳络,均可导致乳汁淤积,气血瘀

沪上中医名家养生保健指南丛书

滞,热盛肉腐,终成乳痈。其二因乳头破碎,乳痛畏哺,或乳头内陷等先天畸形,妨碍乳汁排出,或乳汁分泌多,婴儿食量小而少吮,或初产妇乳络不畅,或断乳不当,均可引起乳汁淤滞不得出,宿乳蓄积而成。其三因新产体虚,腠理疏松,授乳露胸,容易感受风邪;或外邪从破碎的乳头等处乘隙而入;或乳儿口气焮热,含乳而睡,热气从乳孔吹入,均可使邪热蕴结于肝胃之经,闭阻乳络而成。

西医认为多因产后乳汁淤积,或乳头破损,细菌沿淋巴管、乳管侵入乳房,继发感染而成。其致病菌多为金黄色葡萄球菌,其次为白色葡萄球菌和大肠埃希菌。

其主要临床特点是乳房结块,红肿灼热疼痛。初起患者自觉乳房肿胀疼痛,伴有压痛性肿块,表面皮肤红热,少数皮肤不红,可有发热、头痛等全身症状。若炎症继续发展,上述症状加重,出现鸡啄样疼痛,可伴有高热寒战、大便闭结,患侧腋窝淋巴结肿大等症状。肿块可在数日内软化成脓,溃破后脓水稠厚并夹有乳汁。

中医治疗本病主张早期以"通"为法,采用手法按摩,施以中药汤剂内服、药膏外敷,可使乳络疏通,结块消散。但早期不能消散成脓者,当及时行切开排脓手术。

✚【养生指导】

急性乳腺炎的养生指导原则:疏解焦虑情绪,保护乳头,掌握正确哺乳方法。发病后,切忌强力挤压排乳,及时到医院专科诊治。

一、发病前预防

1. 疏解焦虑情绪

产妇(尤其是初产妇)因为分娩过程中的痛苦以及即将面临哺育新生儿的诸多事情,可能产生紧张、焦虑情绪。而中医学认为女子乳头属肝,主管乳络的疏泄,情绪焦虑,则肝气不舒,可影响乳腺导管的开合,导致乳汁排出不畅。此时家属及护理人员恰当的安慰和理解,将缓解产妇紧张情绪,轻松愉快的心情有助于乳汁分泌和排泄。

2. 产前乳头护理

妊娠最后 2 个月,经常用肥皂水和清水擦洗乳头;或用20% 乙醇(酒精)棉球涂擦乳头、乳晕,以加强乳头的抵抗力和婴儿吮吸的耐受性,降低乳头破碎的发生。对于孕前就有乳头凹陷者,在妊娠中期就要设法纠正乳头凹陷,可用小酒盅扣罩乳头,外用布带固定;或用吸乳器吸引,每日 1~2 次;也可行乳房按摩,或经常用手牵拉。

3. 尽早哺乳

产后尽早让母婴接触,初生婴儿对母亲乳头的吮吸动作反射性地增加母体催乳素的分泌,即可保证足够奶量,促进"奶阵"的产生,使婴儿能更容易吸到乳汁,减少"咬奶头"等损伤乳头的情况,降低乳汁淤积的发生。

4. 预防和治疗乳头破碎

乳头破碎容易引起细菌入侵致乳管堵塞发生炎症,因此在哺乳期要用细软干净的棉布(或哺乳期专用衬垫)衬在乳头与衣服之间,避免与衣服摩擦而损伤乳头,哺乳后也要用温水清洗乳头,防止乳头部细菌滋生。不宜让婴儿含乳头睡觉,以免婴儿熟睡时咬破乳头。如果已经出现乳头破碎,要积极治疗,轻度的乳头破碎还可继续哺乳,但要在每次哺乳后用鱼肝油(或鸡蛋黄油等)涂抹乳头,在下次哺乳前洗净;严重的乳头破碎不宜再让婴儿吮吸,可用吸奶器吸出乳汁喂养,破碎乳头治疗同上。

5. 掌握正确哺乳及排乳方法

每次哺乳时应双侧乳房轮流哺喂,并不断改变抱婴姿势,使双侧乳腺管充分吸空;应养成定时哺乳习惯(间隔时间因人而异,初产妇 1 个月内一般 3~4 小时就喂乳 1 次),新生婴儿食量少,哺乳后要排尽剩余乳汁,可用吸奶器或手按摩挤出,使乳汁排空。使用吸奶器时,力量也不能过大,否则会损伤乳头和乳腺导管。

6. 注意饮食调摄

哺乳期妇女宜多饮清淡汤水饮食,如鱼汤、菜汤等,不宜过分强调高蛋白、高脂肪饮食及油腻汤水,以免乳汁过稠,发生凝乳阻塞乳管,致乳汁淤积。

三、发病后养护

1. 早期按摩

乳房结块肿痛早期未成脓时(一般发病 1～3 天),可以采用按摩方法排出淤积的乳汁。

具体方法:操作前患侧结块部可用毛巾热敷(温度以不烫手为度)3～5 分钟,患者取端坐位,操作者五指并拢,用手指远端 2 个指节的指腹面接触患者皮肤进行操作:

第一步,在患者乳房结块部位作顺时针小圆周按摩,并逐渐施压(压力切忌过重,以产妇能耐受为度);

第二步,以结块距乳头远端边缘开始,向乳头方向反复作缓慢的直线推按,并逐渐施压;

第三步,对乳头进行轻轻地提捏数次,以开放输乳管排出乳汁。第一和第二步可交替操作,期间可穿插第三步手法。一般单侧操作 10～15 分钟,以宿乳呈喷射状排出为佳,宿乳排出后,局部结块可消散。

2. 饮食清淡

中医学认为急性乳腺炎是由于肝胃蕴热、乳汁淤积而成。因此要少吃热性食物,以免助火生疮。饮食宜清淡,易消化,少吃荤食,忌辛辣。宜营养丰富、荤素比例适当、多喝汤汁、切忌油腻。可以适量吃一些海带,有软坚散结的作用。

推荐的食疗方如下:

1）凉拌海带丝　水发海带 250 克，五香豆腐干 150 克，将海带洗净，上锅蒸熟，取出浸泡后切细丝，装盘待用；将豆腐干洗净切成细丝，下开水锅煮沸，取出浸凉后沥干水分，放在海带丝上；碗中放入酱油、盐、味精、蒜姜末、香油、白糖、调拌成汁，浇在海带盘内，拌匀即可食用。

2）凉拌鱼腥草　新鲜鱼腥草 250 克，将鱼腥草的老根、须掐去，留下嫩白根及叶片，用清水多洗几遍，洗净去泥沙，用冷水浸泡 10 分钟，捞出控干水分放到碗里，加入盐、酱油、白糖、醋、鸡精，淋上些麻油拌匀，即可食用。

3）蒲公英茶　干燥蒲公英 75 克，水 1 000 毫升，将蒲公英洗净，放入锅中，加水淹过蒲公英，大火煮沸后盖上锅盖，小火熬煮 20 分钟，滤除叶渣，待凉后即可饮用。

3. 中医药调治

中医药治疗急性乳腺炎十分有效，多以疏肝清胃、通乳消肿的中药内服，早期配合手法按摩排乳，疗效显著，肿消后大多可继续哺乳。肿块不消已成脓者当适时行切开排脓术。需在中医外科乳腺病专业医师指导下进行。

4. 药物外治法

用冷开水或金银花露，鲜菊花叶、鲜蒲公英等捣汁调敷。或金黄膏或玉露膏外敷。皮色微红或不红者，可用冲和膏外敷。也可用仙人掌适量去刺捣烂外敷。脓熟切开引流后，用药线引流，外敷金黄膏。

5. 脓肿切开引流后护理

1）切忌强力挤压或按摩患乳，以免容易损伤乳络，脓水侵犯周围腺叶，病变范围扩大，形成多房性乳腺炎。临床见到因强力挤压细菌毒素扩散入血形成毒血症、败血症的病例。

2）多房性乳腺炎（传囊乳痈）常可出现溃口在上、积脓在下的"袋脓"现象，以及乳汁从创口流出影响创口愈合的"漏乳"现象。"袋脓"、"漏乳"、"传囊"均属乳痈的变证，需在有经验的医

沪上中医名家养生保健指南丛书

师指导下进行治疗。可采用低位垫棉外加绷带绑缚,或用三角巾托起乳房,避免乳汁流入脓腔,脓尽后能促进创腔黏合。

3) 脓肿切开后出现乳汁自切排口溢出,影响伤口愈合,造成"漏乳"现象,或者脓肿范围大有传囊、漏乳等变证时需考虑采取回乳。

6. 回乳法

如患者有高热或脓肿形成,应停止哺乳,以防感染的乳汁对婴儿影响,亦需回乳。回奶可用生山楂 30 克,生麦芽 30 克,枇杷叶 15 克,煎汤代茶,至回乳为止。同时可用芒硝 60 克装入纱布袋中,外敷乳房,湿时更换。亦可选用溴隐亭、苯甲酸雌二醇增强回乳效果。

【医患对话】

1. 乳头凹陷有什么害处? 怎样预防?

乳头凹陷多是乳头发育不良所致,称为先天性乳头凹陷。先天性乳头凹陷会使导管内的分泌物不易排出,积聚在内,阻塞导管开口,容易继发感染。此外,在哺乳期,凹陷的乳头常造成哺乳困难,引起急性乳腺炎。所以初生儿若有乳头凹陷者,应于产后 1 周内,借助手法纠正,防止成年后乳头凹陷。成年女性若有乳头凹陷应经常用手牵拉,使之外突。同时注意胸罩不能过紧,给乳头有"容身之地"。并应经常擦拭乳头,保持清洁。若因乳房部炎症或肿瘤引起的凹陷为病理性凹陷,应及时就医。

2. 急性乳腺炎患者可否喂乳? 何时应回乳?

急性乳腺炎初期,以乳汁郁积为主要表现,若乳汁色白无腥味时,可以继续喂乳,一般不主张回乳,可通过哺乳或手法按摩促进郁积的乳汁排出。若酿脓期感染严重,乳汁色黄变质有较重腥味,就应停止喂乳,或因高热应用抗生素的亦应停止喂乳。此时脓灶范围较大形成多个脓肿(中医称为传囊乳痈)应该回乳。若脓肿切开引流后乳汁从创口内溢出形成"乳漏"影响创口愈合者,亦应予以回乳。

3. 急性乳腺炎患者可以用抗生素吗?

急性乳腺炎在初期细菌感染不明显时,通过手法按摩排乳及内服疏肝清热通络中药等适当的治疗,一般二三日即可痊愈,故不主张使用抗生素。在酿脓期脓肿逐渐形成,此时若使用大量不敏感抗生素,则易形成僵块,迁延难愈,给治疗带来困难,亦不主张用抗生素。但在急性乳腺炎严重感染出现高热寒战、神昏等败血症、脓毒血症临床症状时,则应配合运用足量敏感抗生素以控制感染。当然这些均需在有经验的医师指导下进行。

4. 剖宫产后奶水不足怎么办?

可以选用党参、黄芪、当归等中药以补养气血。亦可请中医外科、乳腺科专业中医师辨证选用益气养荣、疏通乳络的中药服用。每次哺乳前需进行乳房按摩(详见本节中的按摩手法)。饮食上可多吃些河鲫鱼汤、猪蹄汤等。

5. 产后断奶3个月的上班女,发现乳房胀痛结块,是乳腺增生还是乳腺炎?

回乳3个月以上者,体内催乳激素(PRL)基本已恢复到正常水平,不会有大量乳汁泌出,因此患乳腺炎的概率很低。上班后由于尚未完全适应,情绪容易变化,致使肝郁气滞,可出现乳房胀痛结块,这大多属于乳腺增生。彩超检查有助鉴别。

第三节　浆细胞性乳腺炎

钱某,女性,30岁,已婚,右乳突发结块肿痛半月,当地肿瘤医院就医考虑为乳腺癌,当即入院行手术治疗。术后病理:化脓性炎症。临床诊断为浆细胞性乳腺炎。术后伤口开裂出脓,在该院再次行清创术,创口难以愈合,周围又出现新的肿块,且日渐肿痛化脓。后辗转来到一家有名的三甲中医院,经采用切开扩创、中医药祛腐生肌、冲洗灌注、垫棉绑缚等综合治疗,方获痊

愈,随访半年,亦未再复发。患者在庆幸获愈后也提出许多困惑:

1. 为什么本病容易被误诊为乳腺癌?

2. 当时手术范围也很大,医生说都切干净了,为什么容易复发?

3. 浆细胞性乳腺炎以前都没听说过,到底是怎样的一个病?

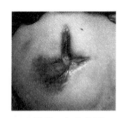 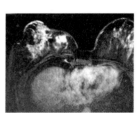

A.外院2次手术后　　　　B.我院术前MRI

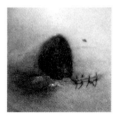 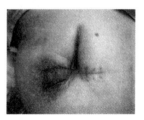

C.我院术后2天　　　　D.我院术后2个月

图13　浆细胞性乳腺炎

✚【疾病概况】

浆细胞性乳腺炎是一种以乳腺导管扩张、浆细胞浸润为病变基础的慢性非细菌感染性的乳腺化脓性疾病。本病因化脓溃破后脓液中夹有粉刺样物质,中医学称为"粉刺性乳痈"。

发病率占乳腺疾病的 2.15%～3.06%。可发生于青春期后任何年龄的女性,大多在非哺乳期或非妊娠期发病,尤以30～40岁女性为多,其次为绝经后妇女。男性偶见。

　　西医认为多由乳头凹陷畸形,乳腺管上皮不规则增生,分泌功能失常,乳头和乳晕下乳管内有大量含脂质的分泌物积聚,引起乳管扩张。以后乳管内积聚物分解,其分解之化学性产物刺激乳管周围组织,引起炎症浸润及纤维增生。病理学上可发现在其坏死组织周围有大量嗜酸性粒细胞、浆细胞和淋巴细胞浸润。

　　中医学认为本病多由先天性乳头凹陷畸形、乳管发育不良或扭曲或堵塞;再加上情志不舒,肝郁气滞,或月经失调,或脾胃湿浊壅阻,导致乳络疏泄失常,气血瘀滞,痰瘀交阻,凝聚成块,郁久化热,蒸酿肉腐而为脓肿,溃后成漏。亦可因情绪急躁郁怒,气郁化火,迫血妄行而见乳头溢血。

　　主要临床特点是多在非哺乳期或非妊娠期发病,常有乳头凹陷或溢液,初起肿块多位于乳晕部,化脓溃破后脓液中夹有粉刺样物质(平时在乳头孔内亦有粉渣样物排出),易反复发作,形成瘘管,经久难愈,全身症状较轻。

　　浆细胞性乳腺炎近年临床上日见增多,而引起临床重视的原因是其误诊率高达60%～90%,常易与乳腺其他疾病尤其是乳腺癌、乳房结核相混淆,因此本病应注意与以下疾病相鉴别。

　　1) 乳腺癌　炎性乳腺癌多发生于妊娠期或哺乳期,病变发展迅速,皮肤呈紫红色。没有明显炎性肿块可及,对侧乳房不久即被侵及,转移甚广,患者常于数月内死亡。硬癌发病年龄相对较大,肿块质硬,表面高低不平,常与胸壁固定或与皮肤粘连而呈橘皮样改变,同侧腋下可扪及肿大、质硬、活动度差的转移性淋巴结,一般无疼痛,溃破则常流血水。与浆细胞性乳腺炎创口流脓或脓血,有时可暂时愈合的特点不同。

　　2) 乳房结核　肿块到化脓常需数月之久,脓出稀薄夹有败絮样物质,多呈潜行性空腔。溃后形成的窦道多位于乳房部,一般不与乳孔相通。并常有肺结核病史,可伴有低热、盗汗、疲倦消瘦等。必要时做病理检查以资鉴别。

3）急性乳腺炎　多发生于哺乳期或妊娠期妇女,乳房红肿热痛显著,全身症状较明显,体温可高达 39℃ 以上。溃破后脓出黄稠夹有乳汁,愈合相对较快。

中医治疗本病未溃重内治,已溃重外治。内治拟疏肝清络、健脾消脂;外治当适时切开排脓扩创引流、祛腐生肌、灌注冲洗、垫棉绑缚等综合治疗。

✚【养生指导】

浆细胞性乳腺炎的养生指导原则:畅情志慎饮食,起居有常,保护乳头,防止乳房外伤。发病后,切忌局部过重挤压,及时到医院专科诊治。

发病前预防

1. 调畅情绪及时释放压力

中医学认为女子乳头属肝,肝郁失于疏泄,容易引起乳房疾病。来自家庭生活、学习工作中的压力,往往可引起妇女思虑过度、心情压抑或紧张、忧郁悲伤,均可造成心脾受损神经衰弱,睡眠质量下降,导致内分泌失调,容易诱使本病的发生。应当善于调节家庭生活、学习工作中产生的心理压力,注意劳逸结合,学会释放各种心理压力,少生气,保持情绪稳定、活泼开朗心情,做到知足常乐,就能减少本病的发生。

2. 保护乳头

本病患者大多伴有先天性乳头凹陷,容易造成乳管内脂质样分泌物的积聚。故平素宜经常清洗,以保持乳头孔通畅;亦可每日洗澡时轻轻提捏乳头,有助乳管疏通,但操作手法要轻柔,避免造成乳头破碎或挤伤而加重堵塞。

要谨慎采取乳头矫正器和手术矫形的方法来矫正凹陷乳头,若使用乳头矫正器方法不当,太强的吸力反而会损伤乳管的损伤;手术矫形亦大多只是乳头外形的改善,对于乳头下导管的畅通并无帮助。

3. 防止乳房外伤

乳房部的直接重力外伤,可造成乳房络脉的损伤,致使乳管内正常分泌的脂质样物随破裂的乳管而溢出于周围组织间,其分解之化学性产物刺激周围组织亦可发病。故年轻母亲当尽量避免胸部被小孩撞击。另外平素乳腺增生伴胀痛明显者,在月经来潮前不宜进行 X 线钼靶摄片,此时期乳房组织张力较高,乳导管更容易受外力挤压而有所损伤。

4. 注意饮食调摄

平素摄入过多的脂肪、动物蛋白以及辛辣食物,可能会刺激乳房腺体上皮细胞过度增生,分泌功能异常增多,而造成排泄不利滞留乳导管内,久之易引发本病。故对上述食物的摄入要有节制,避免长期高脂肪、高蛋白及油腻、辛辣饮食。

二、 发病后养护

1. 切忌局部过重挤压

本病属于炎症性疾病,局部不当的挤压或按摩都将加重局部组织水肿、导管破裂的风险。故发病后不建议采取按摩手法来达到消散肿块目的。也不合适采用 X 线钼靶摄片检查,建议采用乳房 MRI 或 CT 检查为妥,可避免对乳房产生不必要的挤压而加重病情。

2. 饮食调护

饮食宜清淡,易消化,忌辛辣、海鲜、油腻之品。本病属于热证容易积滞成脓,辛辣、海鲜可能助长热势,加重病情;油腻之品可阻碍脾胃运化,致使乳络内脂质样分泌增多,不利本病治疗。可以多吃一些生山楂、决明子、苹果,有降脂散瘀的作用。

推荐的食疗方如下:

1) 蒲公英茶 干燥蒲公英 75 克,将蒲公英洗净,放入锅

77

中,加水 500 毫升,大火煮沸后盖上锅盖,小火熬煮 20 分钟,滤除叶渣,加入少许冰糖,待凉后即可饮用。

2)夏枯草决明子瘦肉汤　猪肉(瘦)120 克,夏枯草 30 克,决明子 10 克,麦冬 10 克,盐、姜、味精适量。先将猪瘦肉洗净切块放入冷水焯去血水、浮沫后捞出备用,夏枯草洗净沥干水分备用,决明子、麦冬泡洗干净备用,生姜去皮切薄片备用;电炖锅倒入适量的清水,全部用料一齐放入锅内,武火煮沸后,文火煮 30 分钟,放入适量盐和味精稍煮片刻即可。

3)山楂桃仁粥　山楂、桃仁适量,荷叶半张,粳米适量。先将前 3 味放入锅中加清水煮汤,去渣后放入粳米煮成粥即可。

4)乌梅汁　将 10 颗左右乌梅过水冲洗干净,放入 1 升水量,大火煮开,沸腾后转用小火慢慢炖煮,直至汤色变成深棕色透明、梅肉化开为止(水量不够的时候可以反复加水)。将汤汁熬成 500 毫升左右的浓缩汁,加少许冰糖,注意味道应以酸为主,关火,静置冷却。将浓缩汁滤渣后装瓶,放入冷藏室冷藏。喝时可以取汁加 3～4 倍水稀释后饮用,也可再加入少许蜂蜜调味。

3. 中医药调治

中医药治疗浆细胞性乳腺炎有一定的疗效,在业界已有共识。浆细胞乳腺炎在结块红肿期、瘘管期、术后恢复期,中医有不同的辨证内治与外治。需在有经验的中医外科乳腺病专业医师指导下进行。

4. 药物外敷法

肿块初起未成脓时金黄膏外敷,1～2 日换药 1 次。脓成已熟,则需及时行手术排脓。

5. 手术后创口护理注意事项

1)切开排脓扩创引流术后 1 周内创面容易出血,应减少患侧上肢的大幅度运动,切忌提重物。

2) 术后 14 天内创面渗出较多,需按时更换敷料,定期取创面渗出物做细菌培养。

3) 生肌收口阶段,创腔大者,可采用垫棉加绷带绑缚以促使空腔黏合。

4) 收口愈合后防止复发,需随访 3～6 个月。

【医患对话】

1. 浆细胞性乳腺炎会癌变吗?

目前尚无资料证实本病会恶变,但有报道发现手术标本的上皮细胞有间变。作为慢性炎症性疾病,尤其是病程较长、多次反复发作的,应警惕其恶变。因此应及时治疗本病,所取病灶均应送病理检查,查看有否癌变,并加强随访。

2. 为什么浆细胞性乳腺炎容易被当乳腺癌手术?

浆细胞性乳腺炎起病早期肿块质地坚硬,且与周围组织及皮肤粘连不易推动,部分有"橘皮样"皮肤改变,边界不清,肿块增长迅速,局部皮色不红。故酷似乳腺癌,临床上常被误认为乳腺癌而行根治手术。

第四节 乳房异常发育症

王某,男,60 岁,右乳晕结块疼痛 2 月余,平时好饮酒,发病前进食蛋白粉、哈士蟆 3 个月,有慢性肝炎病史,平素有腰酸怕冷,冬天尤为明显。检查:右乳晕扁圆形结块,边界尚清,有触痛,皮肤正常。彩超提示:右乳晕区 20 毫米×18 毫米低回声,形态规则,无包膜,周围无血流信号。初步考虑乳房异常发育症。但医生说还要进行肝脏、肾脏、甲状腺、睾丸检查,还说要排除乳腺癌可能。王先生很是不解:

1. 男性也会生乳腺癌吗?

2. 生在乳房部的肿块,跟肝肾、甲状腺、睾丸有啥关系呀,是不是乱检查呀?

✚【疾病概况】

乳房异常发育症多见于8～12岁的儿童和50～60岁的男性,前者称"儿童乳房异常发育症"。后者又称"男性乳房异常发育症",

西医认为本病与雌激素、睾酮、孕酮、催乳素等性激素的分泌、代谢紊乱以及它们之间的平衡失调有关。肝脏、肾脏、睾丸、甲状腺、糖尿病等病变亦会影响雌激素的代谢。

男性乳房异常发育症其临床特点是男性一侧或双侧乳房肥大,乳晕下触及盘形结节,有胀痛或触痛感,有时可伴有乳房胀痛;儿童乳房异常发育症其临床特点是青春发育期以前的男、女儿童一侧或两侧乳晕下隆起扁圆形结块,或乳房略见隆起,而或可伴有乳头乳晕的发育。

中医学将男女儿童或中老年男性在乳晕部出现疼痛性结块称为"乳疬"。其特点是:乳晕部中央有扁圆形肿核,大小如棋子,质地中等或稍硬,边缘清楚,活动度良好,有轻压痛。可以发生一侧,亦可以是双侧。本病的发生男童由于先天肾气不充,肝失所养;女童由于冲任失调,气滞痰凝所致。中老年男性发病多因年高肾亏,或房劳伤肾,虚火自炎,或情志不畅,气郁化火灼津生痰,痰浊瘀血阻滞经脉而致本病。

中医治疗本病主张男性以补益肝肾为主,女性以调摄冲任为主,并辅以外治法。

✚【养生指导】

乳房异常发育症的养生指导原则:发病前谨慎饮食和慎用雌激素药品,少饮酒注重护肝;发病后及时到医院专科检查,内治外治相互配合。

一、发病前预防

1. 慎饮食不滥用营养品

随着人民生活水平的提高,营养问题越来越受到人们的重视,偏食、过食和滥补现象日趋严重,饮食多以荤菜为主,很少吃蔬菜。而鸡鸭鱼肉、牛奶鸡蛋等,均为血肉有情之品,过度食用可促使儿童早熟或扰乱男子性激素的平衡,因此应当节制脂肪摄入量,少食油炸食品、快餐及肥腻的食物。另外,蜂王浆、蜂胶、花粉、雪蛤等有助雌激素分泌的食物及含雌激素的保健品不宜多食。

2. 少饮酒注重护肝

过量饮酒影响脂肪代谢,乙醇(酒精)减慢脂肪酸氧化,可能有利于膳食脂肪的储存,肝脏脂肪合成增多;另外过量饮酒可损伤肝细胞,因为乙醇需在肝脏分解,连续干扰肝脏的正常代谢,进而可致脂肪肝,脂肪颗粒压迫正常肝细胞,使肝细胞缺血、缺氧丧失正常功能。而雌激素的灭活也主要在肝脏中进行,肝功能的受损,将直接影响雌激素灭活,造成体内雌激素相对增多,容易引发本病。因此需避免长期饮酒和酗酒。

3. 慎用雌激素等药物

有些慢性病患者服用的药物亦会引起乳房的异常发育。如前列腺疾病患者服用的抗雄激素类药物,降血压药物利舍平,抗结核药物异烟肼(雷米封),治疗心力衰竭的洋地黄类药物,以及镇静剂氯丙嗪等。服用这些药物的患者应加强随访,如有不适应及时就诊,取得医师的指导和帮助。

二、发病后养护

1. 积极消除诱发因素

对于有食用蜂王浆、蜂胶、花粉、雪蛤等保健营养品者,需停止食用。

沪上中医名家养生保健指南丛书

对于患有慢性肝炎、肝硬化、睾丸炎者，由于肝脏、睾丸对雌激素有改造的"灭雌"功能，病损后"灭雌"功能降低，所以这些患者容易发生乳房异常发育症，需对这些原发病进行积极治疗。

患有甲状腺疾病、糖尿病等内分泌疾病者，由于甲状腺病、糖尿病等与内分泌、代谢、免疫相关联，亦与乳房异常发育症互相影响的，故当积极治疗。

2. 身心调护

本病的发生与情绪有一定关系，因此调节情绪，保持心情愉快，避免恼怒忧思，注意劳逸结合。适度有规律的体育锻炼如慢跑、游泳、各种球类运动等，有利调整心态，有助本病的康复。

3. 饮食宜忌

饮食宜清淡，易消化，少吃荤食，忌辛辣，忌烟酒。

推荐的食疗方如下：

1) 桑叶苦丁枯草饮　桑叶 15 克，苦丁茶 15 克，夏枯草 9 克，洗净，水煎去渣，加冰糖，代茶饮。可清肝火，化痰结。

2) 红焖萝卜海带　海带 100 克，白萝卜 60 克，丁香、大茴香、桂皮、花椒、核桃仁、素油、酱油各适量。将海带用清水浸泡 24 小时(期间换水 2 次)，然后洗净切成丝，萝卜亦切成粗丝。将油烧热，加海带丝炒几下，放入丁香、大茴香、桂皮、花椒、核桃仁、酱油及清水烧开，改中火烧至海带将烂，再放入萝卜丝焖熟即可。

4. 中医药调治

中医药治疗乳房异常发育症在临床上疗效颇为明显，亦广受患者欢迎。中医治疗以温补肝肾、疏肝解郁、活血化瘀、调摄冲任等辨证施治。由于治疗有一定的专业性，故患者应请中医外科乳腺病专业医师诊治为要。

本病轻者，可选服金匮肾气丸、右归丸、小金丸、鹿角粉等治疗。

在诊疗同时，应检查肝脏、睾丸、甲状腺、腮腺等，化验肝肾功能、血糖等。必要时需进行病理活检,排除乳腺癌。

5. 药物外敷法

阳和解凝膏、撒黑退消,贴乳晕肿块上,2～3 天换 1 次;或冲和膏贴敷乳晕肿块上,每日换 1 次。

6. 针灸法

主穴取乳中(患侧)、足三里(双侧),肝火者去足三里,加太冲(双侧);气血亏虚者加气海;肝肾亏虚者去足三里,加太溪(双侧)。

【医患对话】

1. 为什么男性也会乳腺肥大?

男性乳腺肥大可分为青春期肥大和成年期肥大。青春期肥大多发生于 13～16 岁前后,是因为体内一时性激素水平较高所致。一般在数月或一年左右自行消退,不须治疗。成年期肥大主要是由于内分泌器官疾病造成内分泌紊乱,或由于肝功能损害而引起;此外还有一些原因不明。

2. 本病与男性早期乳腺癌如何鉴别?

本病不论单侧双侧出现,多为质地较软肿块,与皮肤不粘连,发展缓慢。如见单侧性进行性增大、质硬、边缘不清,表面不光滑,与皮肤或深部组织粘连,活动度差,甚至乳头凹陷者,应警惕为乳腺癌。

第五节 乳腺癌术后

张某某,女,54 岁,3 年前发现右乳肿块,当时彩超提示:右乳外上 20 毫米×15 毫米低回声,形态不规则,无包膜,周围有丰富血流信号,BI－RADS4c。当即住院行右乳腺癌改良根治术,手术后病理:浸润性导管癌Ⅲ级,腋下淋巴 12/20(＋),雌激素受体(＋＋),孕激素受体(＋＋),CerB－2(－),术后化疗方案

沪上中医名家养生保健指南丛书

TEC 方案×6 次,放疗 30 次。术后化疗期间体虚乏力、纳差呕吐、大便秘结、心慌多梦,求助于中医,口服汤药后体力渐支,血白细胞回升,按期完成化疗及放疗,之后坚持服用中药近 3 年,病情稳定,复查无复发转移情况,生活工作协调。继续中药和内分泌治疗中。患者仍有以下担心和不解:

1. 内分泌药物不良反应较大,要服用多长时间?
2. 平时应注意哪些方面才能降低乳腺癌复发转移风险?

➕【疾病概况】

乳腺癌目前是女性发病率最高的恶性肿瘤,20 世纪以来乳腺癌在全世界各国均呈现上升趋势。流行病学调查发现,我国妇女发病的高峰年龄较美国提早 10 年,发病年龄提前将给社会生产力和家庭造成更大的影响。80％以上的乳腺癌患者均以乳房出现乳腺肿块为主要临床表现。乳腺癌属于中医学"乳岩"等范畴。

在我国沿海经济发达地区乳腺癌的发病率较高,乳腺癌的高发年龄是 40～60 岁。2006 年有一项针对上海乳腺癌的调查报告显示乳腺癌发病的平均年龄是 51.7＋8.4 岁。乳腺癌的发病原因目前尚未明了,但医学家通过对乳腺癌的流行病学调查结果的研究发现,具有乳腺癌危险因素的人容易得乳腺癌,称乳腺癌高危人群。

高危人群主要是:①月经初潮年龄小于 13 岁,绝经年龄大于 55 岁的女性;②未婚或婚后不孕、初产年龄大、育后不哺乳或很少哺乳的女性;③有乳腺癌家族史的女性;④过多食用高脂肪食物的女性;⑤因各种原因反复接受高剂量的胸部 X 线照射的女性;⑥有烟酒嗜好的女性等。其中,有一些因素是难以避免的,比如初潮年龄、绝经年龄、家族性遗传因素等,但也有一些因素是可以主动避免的,比如母乳喂养、少食高脂肪食物等,从这个意义上说,乳腺癌是可以预防的。

目前外科手术是治疗乳腺癌的主要方法,乳腺癌手术后正确的护理,可降低术后皮瓣坏死、皮下积液、上肢淋巴水肿的发生,循序渐进的肢体锻炼有助患侧上肢功能的恢复。

中医学认为乳腺癌的发生总不外乎六淫内侵,肝脾气郁,冲任失调,脏腑功能失调,以致气滞血瘀、痰凝、邪毒结于乳络而成。乳腺癌术中创伤、术后出血或压迫绑缚过紧等,均可造成皮下血络损伤,气机阻滞,局部气血运行不畅,肌肤失养,出现皮肤坏死;手术创伤外伤,乳房络脉损伤,气血流失,局部络气耗伤,脉络阻断,气虚推动无力,则患肢水液、血液运输不利,出现患肢水肿;创面渗液吸收无力,出现皮下积液。

乳腺癌是发生在正气亏虚,脏腑功能衰退的基础上,尤其乳腺癌术后局部病灶已被切除,放化疗又进一步杀灭癌毒,故治疗上应以扶正为主,强调扶正不留邪,祛邪不伤正。在调整机体阴阳、气血、脏腑的功能平衡的基础上,酌加解毒散结之品,不主张用大剂祛邪伐正之品。且扶正治疗强调益气健脾,可使气血生化有源,所谓"得谷者昌,失谷者亡",对乳腺癌患者来说尤为重要。

【养生指导】

乳腺癌的养生指导原则:发病前合理膳食,养成良好生活习惯;发病手术后当端正心态,锻炼适度,定期检查。

一 发病前预防

1. 少脂肪、高纤维素饮食

流行病学研究发现高脂饮食可增加乳腺癌的发生率。在一项研究中,研究者将绝经前摄入蔬菜和纤维最多的妇女与那些摄入量少的妇女作比较,结果发现前者发生乳腺癌的可能性仅为后者的一半。

沪上中医名家养生保健指南丛书

研究还发现饮食红肉如乳牛、羊肉等对乳腺癌的发病有促进作用，蔬菜、水果等低脂肪、高纤维食物，能降低血中雌激素水平，所以具有预防乳腺癌的作用。

膳食脂肪可造成初潮年龄提前、月经年龄延后。多数研究均提示，绝经前脂肪能量摄入为危险因素，维生素 A、红胡萝卜素、维生素 C 的摄入有一定的保护作用。此外，少食含生长素、激素的保健品。

2. 戒酒，适度运动

饮酒对乳腺癌的影响首次于 1977 年提起。Langnecker 研究表明，乙醇对乳腺癌危险性可提高 1.5～2 倍。有调查显示，年轻时爱运动的女性中年以后患乳腺癌的概率低，与不运动的女性相比，适当有规律的运动可使乳腺癌的发病率减少一半。因此，戒酒、适当运动可降低乳腺癌的风险。

3. 远离辐射

乳腺是对电离辐射（如 X 线等）致癌活性较敏感的组织。10～19 岁时为乳腺细胞有丝分裂活动阶段，对电离辐射致癌效应最敏感，19 岁以后危险性减小，10 岁前和 40 岁后敏感性差。而电离辐射的效应有累加性，多次小剂量暴露与 1 次大剂量暴露的危险程度相同，具有剂量-效应关系，即受照剂量越大辐射致癌的风险也越高。因此对青少年的胸部 X 线照射需谨慎应用。

4. 适龄婚育，母乳喂养

大量流行病学调查发现未育妇女患乳腺癌的危险性要比生育过的妇女大，而妇女第 1 胎正常妊娠年龄越小她一生患乳腺癌的概率也越小，但是这些危险性的差异主要体现在 40 岁以后诊断为乳腺癌的妇女中，而非年轻的乳腺癌患者。

由于第 1 次足月妊娠可以导致乳腺上皮发生一系列变化而趋成熟，而成熟后的上皮细胞具有更强的抗基因突变能力，因此第 1 次足月妊娠年龄越早，乳腺组织受内外环境因素影响而导致突变的概率越小。但妊娠后乳腺癌危险性较未育妇女的下降不是立刻显现而是要经过 10～15 年后才趋明朗。事实上，第 1 次正常生育后的 10 年内乳腺癌的危险性反而有所上升，这是因为妊娠过程中乳腺细胞不断的增生，可能促进已经发生突变的细胞不断增殖导致后 10 年内乳腺癌的危险性上升。

研究还发现高产次的妇女患乳腺癌的概率小，但 5 个月的自然流产和人流对乳腺癌无保护作用。目前 30 多项关于母乳喂养与乳腺癌关系的研究中已有半数显示，长时间母乳喂养所减少的乳腺癌危险性具有统计学意义。女性虽婚而不育或第一胎在 35 岁以后均为不利因素，未婚者发生乳腺癌的危险为已婚者的 2 倍，生育对乳腺有保护作用，仅指在 35 岁以前有足月产者。因此适龄生育、坚持母乳喂养可以降低患乳腺癌的风险。

5. 慎用药物

乳腺癌与人体内分泌平衡失调有关系，在各种内分泌因素中，最重要的是雌激素、孕激素。循证医学表明，妇女更年期激素替代治疗有增加乳腺癌的发病危险，因此妇女不能随便补充雌、孕激素。有些药物，如降压药利舍平(利血平)、吩噻唑，以及甾体类药物等有增加乳腺癌患病率的作用。

二、 发病后养护

1. 中医调治扶正祛邪

1) 乳腺癌的术后或放化疗期间以及内分泌治疗期间中医药的治疗十分有效，深受患者欢迎，在中西医界亦十分认可、重视。20 世纪 60～70 年代大多用"以毒攻毒"的中药进行治疗，80 年代后趋向于"扶正祛邪"的中药，因为手术已将肿瘤切除，体内癌毒势力已大为减弱；其二，术后放化疗在扼杀残余癌细胞同时，对机体造成损伤。此时"正虚"程度要大于"邪实"程度，故中医当以"扶正祛邪"为法。

2) 中医药调治以益气养荣、健脾养胃、扶正祛邪、祛瘀解毒为原则,按个体治疗原则加用养阴、温阳、补肾、调冲任的治法,辨证进行。通常认为中医药有"解毒增效"作用,即解除化疗之毒,扶正益气中药可增强机体对放化疗的耐受性,使患者能按期完成治疗,从而达到放化疗最佳疗效。如化疗期间免疫力下降,白细胞、红细胞减少的;化疗后出现严重的恶心呕吐,甚至肝功能不正常的;放疗后出现放射性肺炎、咳嗽、咽痛口干,口腔溃疡阴虚内热的;出现情绪低下、夜寐不安、头晕面色不华、胸闷、心悸等心脾两虚的,都能进行中医个体化辨证用药。因此乳腺癌患者术后需在中医外科乳腺病专业医师指导下进行针对性治疗。

2. 局部外治注意点

如果术后发生皮瓣坏死的可先以九一丹、红油膏、生肌散、白玉膏外敷以祛腐生肌。

若并发患肢丹毒,可将玄明粉撒于金黄膏棉垫上外敷清热消肿。

出现放射性皮炎若局部红肿疼痛者,可外敷青黛膏或金黄膏;若皮肤干燥脱屑,可外敷白玉膏。

以上操作亦需在专业医师指导下进行。

3. 心理调护

消除恐癌心理,避免紧张情绪。乳腺癌患者由于对疾病的恐惧容易发生悲观失望的情绪,因此医师和家属应做好患者的心理疏导工作,给予适宜的病后调养环境,鼓励患者参加适当体育、社交活动,使其保持良好的心态,振奋精神,正确对待疾病,面对现实,接受中西医结合治疗。

4. 康复功能锻炼

术后第1~2天即可做伸指、握拳、屈腕等动作,每次2~3分钟,每日5~6次;第3~7天可做屈肘运动,每次2分钟,每日5~6次;第7天开始能患侧于掌摸对侧肩及同侧耳郭动作;第10天开始练习肩部运动,但幅度不能过大;14天以后可以练习抬高患肢,初起时用健侧手掌托住患肢肘部,慢慢抬高,直至与肩平,2～3天后可自主锻炼,并进行手指爬墙运动。功能锻炼当因人而异,循序渐进,避免患肢搬动、提拉过重物品。

术后发生患侧上肢淋巴水肿者亦可以进行康复锻炼,其方法如下:

1) 患手扶墙或搁置家具上或其他支撑物上(不能离物空举),使患肢完全放松,然后用健侧手指按摩患臂,自前臂内侧到上臂内侧至腋窝,自上而下做拍打按捏,使小臂的水肿淋巴液流向上臂过腋至胸腔淋巴池,每次 10～15 分钟,每日 2 次。

2) 可采用空气波气压治疗仪进行治疗,每日 2 次,每次 10 分钟。这有利于淋巴液回流至腋胸,有助于臂肿康复。

5. 饮食调护

合理饮食有助于术后全身功能的恢复。有计划定量摄入营养和能量,进食易消化吸收蛋白质食物,如牛奶、鱼类、豆制品等;多食富含维生素 A、维生素 C 的蔬菜、水果,如大白菜、卷心菜、蘑菇和猕猴桃、胡萝卜等。忌烟酒和高脂肪食物,少吃盐腌、烟熏、油炸和火烤食物,如咸鱼、咸肉、咸菜、酸菜、香肠、红肠、烤肉、烤鱼片等。

中医学理论认为,豆浆性平味甘,滋阴润燥,"秋冬一碗热豆浆,驱寒暖胃保健康",适量饮用豆浆,对身体是有裨益的。豆浆及豆制品含有丰富的植物蛋白,大豆异黄酮,磷脂,维生素 B_1、维生素 B_2,烟酸和铁、钙等矿物质。有学者认为大豆异黄酮对体内雌激素有双向调节作用。所以每日进食豆制品若以豆浆为计量,请不要超过 300 毫升。

推荐的食疗方如下:

1) 山药鲫鱼汤　新鲜河鲫鱼 1 条,山药、胡萝卜适量,生姜少许,盐少许,胡椒粉少许,味精少许,油适量。鲫鱼去鳞、鳃、内脏洗净。山药、胡萝卜去皮切块,生姜切片;锅里放少许油,烧到 6 成热,放入鲫鱼稍煎片刻,加入开水,放入山药、胡萝卜、生姜片,煮开后加盐,再用中火煮 10 分钟,最后加入味精即成。

沪上中医名家养生保健指南丛书

2) 木耳香菇豆腐汤　盒装嫩豆腐 400 克,水发黑木耳、白玉菇、蟹味菇适量,草鸡蛋 1 个,葱花、盐、味精、茶油少许。嫩豆腐切成小方块,水发黑木耳撕成小朵去蒂洗净,白玉菇、蟹味菇分别去根洗净,备用;鸡蛋去蛋黄取蛋清放入碗中备用;锅中倒入茶油烧热,放入白玉菇、蟹味菇,黑木耳煸炒几下,添入适量水煮沸,放入嫩豆腐用大火煮沸,转中火续煮 5 分钟,调入盐、味精、鸡蛋清,撒葱花煮开即可。

3) 铁皮枫斗 6～9 克,西洋参 6～9 克,鸽子 1 只,酒、盐、姜少许,蒸煮 60 分钟。尤其适用于放疗期间口疮少津伤阴者食用。

4) 人参 15 克,山药 30 克,鸭腿 1 只,酒、盐、姜少许,蒸煮 60 分钟。尤其适用于化疗体虚脾胃薄弱者食用。

5) 鸭梨 1 只,贝母 10 克,冰糖适量,蒸煮 30 分钟。适用于放疗咳嗽者食用。

✚ 【医患对话】

1. 男性也会得乳腺癌吗?

男性乳腺癌是极少见的,仅占全部乳腺癌患者的 1%～2%。特点是在一侧的乳晕下出现小结节,像绿豆一样小而硬,逐渐长大,侵犯乳头及皮肤,活动度小或固定。男性乳腺癌与女性乳腺癌一样,同样要做乳腺癌根治术。但一般预后较差,这与人们对男性乳腺癌的警惕性不高、就诊比较晚有关。

2. 乳腺癌患者能过性生活吗?

乳腺癌切除以后,除了肉体的伤痛、残缺之外,心理创伤更是巨大的,绝大多数患者有性欲抑制、性淡漠的表现。另外,治疗乳腺癌常用的放疗、化疗,或卵巢切除等都会影响患者性功能。有的妇女认为,手术后性生活会导致乳腺癌复发,因此有意识地抑制性要求,甚至与丈夫分居,这是毫无根据的主观臆测。通常乳腺癌术后 1～2 年,患者在身心恢复后,是可以过性生活的。性生活要夫妻双方重新适应,顺其自然,量力而为。

3. 乳腺癌术后哪些患者需要进行内分泌和赫赛汀靶向治疗?

乳腺癌患者术后的病理报告中包含有免疫组化结果,其中ER(雌激素受体)、PR(孕激素受体)两个指标直接关系到内分泌治疗的选择,而 HER - 2 指标关系到生物靶向治疗的选择。ER、PR 两者同时阳性或其中一个为阳性者,都需要进行内分泌治疗,对于一个阳性一个阴性的,雌激素阳性者对内分泌治疗的效果要好于孕激素阳性者;两者都是阴性者,不合适选择内分泌治疗。HER - 2 强阳性者(++~+++),需进行 FISH 法检测,结果为阳性者,可以选择生物靶向(赫赛汀等)治疗;HER - 2 阴性者,不需要进行生物靶向治疗。

4. 乳癌内分泌治疗为啥要用 5 年?

由于手术后 1~3 年是乳腺癌患者复发、转移的高峰期,因此临床上推荐内分泌治疗需 3~5 年。

5. 内分泌治疗的药物有哪些?

内分泌治疗的药物有他莫昔芬(三苯氧胺)、托瑞米芬(法乐通)为代表的抗雌激素制剂;来曲唑(弗隆)、阿那曲唑(瑞宁得)为代表的芳香化酶抑制剂;以戈舍瑞林(诺雷德)为代表的卵巢抑制剂。他莫昔芬、托瑞米芬适用于绝经前后的患者,芳香化酶抑制剂只能适用于绝经后患者。卵巢抑制剂则适用于绝经前的,特别适用于淋巴结有转移、肿瘤分化差,或年纪小于 40 岁的乳腺癌患者。

6. 乳腺癌 ER、PR 阳性,服用他莫昔芬,出现肝 GPT 升高、子宫内膜增厚怎么办?

可以改连续服药为间断性服药,如口服 1 个月停药 1 个月等,如果指标仍不能恢复正常,当考虑换药,如托瑞米芬。绝经后的可更换芳香化酶抑制剂。需在专业医师指导下进行。

7. 50 岁乳腺癌术后女性患者,ER、PR 阳性,为什么开始服药他莫昔芬 2 年,此后改服阿那曲唑或来曲唑治疗?

可能手术当时尚未绝经,故选用他莫昔芬或托瑞米芬,服用2年后,停经且雌激素降至绝经期水平,故改服芳香化酶抑制药物阿那曲唑或来曲唑序贯治疗,可进一步降低复发转移风险。

8. 为什么要用新辅助化疗?

对于一些乳腺癌术前肿块较大的,难以保证通过手术切除干净的,需要进行术前化疗,待肿块缩小后,再进行手术,术后再序贯化疗,这样才能降低转移、复发风险。

第四章
常见皮肤疾病

 第一节 痤　疮

【疾病概况】

痤疮，因其多发于青春期，俗称青春痘，又称粉刺、面皰、暗疮等。自青春发育期后，几乎每个人都会在脸上或其他部位生过痤疮，除儿童外，人群中有 70%～87% 的人患本病或曾经患过本病。只是有些人数量少，时间短，一般在 25 岁以后自然趋向痊愈，所以不必放在心上；有的人数量多，表现为丘疹、黑头、脓疱、脓肿、结节、囊肿，甚至瘢痕，常有碍美观。有的人胡乱求医或自己乱治，以致病情加重，留下严重的瘢痕和挥之不去的遗憾。

痤疮，是发生在毛囊和皮脂腺的慢性炎症性皮肤病，临床以白头粉刺、黑头粉刺、炎性丘疹、脓疱、结节、囊肿等为主要表现，通常好发于面部、颈部、胸背部、肩膀和上臂。西医认为，引起痤疮的原因比较复杂，主要是因为皮脂腺导管与毛孔的堵塞，皮脂外流不畅所致。内分泌功能失调，神经精神因素，饮食因素，大便、睡眠、烟、酒等因素，药物因素，化妆品及皮肤护理等因素，均可能刺激皮脂腺肥大增生，分泌油脂量增多或引起毛囊角栓形成，从而引起痤疮的发生。

沪上中医名家养生保健指南丛书

中医学认为引起痤疮的原因,有肺经风热之邪熏蒸皮毛,蕴阻肌肤;或青年人素体阳盛,营血偏热,血热导致气血郁滞不散,因而发病;或因过食肥甘、油腻、辛辣食物,脾胃蕴热,湿热内生,熏蒸于面而成;或情志抑郁,肝气郁结,郁而化火,肝热循经上蒸,导致本病。若病情持久不愈,使气血淤滞,经脉失畅,或肺胃积热,久蕴不解,化湿生痰,痰血瘀结,可致局部出现结节、囊肿。总之,素体血热偏盛是本病发病的根本;饮食不节、情志失调、外邪侵袭是发病的条件;血瘀痰结则使病情复杂深重。

✚【养生指导】

发病前预防

1. 温水洗脸,注意清洁

洁面的标准是能干净地洗去脸上的油脂和粉尘,不刺激皮肤和破坏面部正常的酸碱平衡。痤疮患者保持皮肤清洁很重要,但也要注意不应拼命洗脸,每日 2～3 次即可,太过频繁则会刺激皮脂腺分泌增多,油腻增加,使得痤疮加重。洗脸宜用温水,不用刺激性肥皂。油性皮肤用偏碱性香皂或洗面奶;中性和干性皮肤可用弱酸性洗面奶。

2. 不滥用化妆品

有些人误以为化妆可以遮盖痤疮保护皮肤,殊不知化妆之后,毛孔内堆积了许多粉底,并与汗水以及空气中的灰尘混合在一起,形成污垢,阻塞毛孔,容易产生痤疮或使痤疮加重。

3. 合理饮食

饮食方面要注意"四少一多",即少吃辛辣食物(如辣椒、葱、蒜、花椒);少吃油腻食物(如植物油和猪油、奶油、肥肉等动物油脂);少吃甜食(如白糖、冰糖、红糖、葡萄糖、巧克力、冰淇淋等);少吃"发物"(如狗肉、羊肉等),适量多吃凉性蔬菜、水果,保持大便通畅。

辛辣、高脂类食物性热,能产生大量能量,使内热加重。而痤疮患者大多体内有热,进食这类食品无疑是"火上浇油";人体摄入高糖食品后,会使机体新陈代谢旺盛,皮脂腺分泌增多,从而使痤疮不断出现,因此患者应少吃高糖食物。对于有利于减少皮脂分泌和促进痤疮消退的水果和蔬菜,如苹果、梨、西红柿、西瓜、黄瓜、丝瓜、冬瓜、苦瓜、蓬蒿菜、黑木耳等,可适当多吃,但也需防止过量进食后伤胃。另外,像荔枝、龙眼、榴莲等高糖且热性的水果应该少吃。

二、发病后护养

1. 及时就医

如果痤疮皮疹较少,炎症较轻,可试用一些简便易行的食疗方法,待其消退。如果皮疹较多,炎症较重,则应积极治疗。尤其是患有脓疱、结节、脓肿、囊肿性痤疮者如果没有及时治疗,会遗留凹陷性或增生性瘢痕,影响皮肤外观。因此,痤疮不仅需要治疗,而且应坚持积极合理治疗。但是痤疮有轻有重,原因复杂,不主张患者自己用药,用药不当反而会加重,应该到正规医院根据具体的情况予以治疗。

2. 中医药治疗

中医药对于痤疮的治疗,采用辨证施治的方法,依据患者出现的肺经风热、肠胃湿热、脾失健运、冲任失调等病机,针对性地给予内服、外用药物,通常能达到良好的疗效。

3. 劳逸结合,生活规律

痤疮与熬夜或夜生活频繁有很大的关系。睡眠不足,皮肤的抵抗力下降,面部就容易出现痤疮,因此适当调整作息时间,使生活规律,起居有节,就能够减少痤疮的发生。

4. 保持精神愉快

精神、心理因素对痤疮的治疗十分重要。长了痤疮,心理不要产生负担,以免引起神经内分泌紊乱,使痤疮加重。要乐观自

沪上中医名家养生保健指南丛书

信,坚持积极、合理的治疗。

5. 避免妄行挤压

痤疮是不能挤压的,否则会引来不少麻烦,如可能遗留瘢痕或色素沉着,有时还会加重粉刺的红肿疼痛,甚至引起化脓感染。

6. 痤疮食疗方

1)枇杷叶菊花粥 枇杷叶9克,菊花6克,加水煮沸5分钟后,去掉枇杷叶和菊花,再加入粳米60克煮粥,每日1次,连服10~15天,能清肺热。适用于脓疱较多的痤疮患者。

2)薏苡仁粥 薏苡仁米50克,加水煮成稀粥,加白糖适量调服,能清热解毒利湿。适用于出油较多的痤疮患者。

3)莲芯茶 莲子芯为成熟莲子种仁内的绿色胚芽,民间常用以泡茶饮,有清心火,除烦的作用。适用于皮疹较红的痤疮患者。

【医患对话】

1. 王小姐,今年28岁,平时皮肤还算不错,可是每到月经前脸上就会长出几颗又红又肿的"大痘痘",这让她很是烦恼,这到底是为什么呢?

原因分析如下:在整个月经周期中,雌激素、孕激素及雄激素的水平也都呈现着周期性的变化。即,从排卵后至月经期前的一段时间内,雄激素的含量或雄激素与雌激素的比例相对较高,导致皮脂腺活性会相应增强,因此容易造成青春痘的加重。另外,经前紧张、烦躁失眠等现象,也是引发或加重青春痘的原因之一。因此,经前更要注意饮食清淡,保证充足的睡眠,保持心情舒畅,这样才能有效预防青春痘的发生。

2. 午届50的张女士近来也遭受着"青春痘"的困扰,她怎么也想不明白,为什么自己是小姑娘的时候都没有长过青春痘,现在上年纪了,怎么反倒开始长"痘痘"了?

50岁左右,女性逐渐进入更年期,卵巢功能开始衰退,雌激素分泌相对较少,而雄激素水平相对变化不大,使得雌雄激素之间失去原有的平衡,雄激素相对过剩则可以导致青春痘的发生。

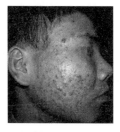

此外,这个年龄段发生痤疮,还与长期工作紧张、精神压力较大或长期应用含激素类的化妆品、服用含有激素类成分的保健品有关(图14)。

图14　痤疮

第二节　斑　　秃

张女士是一位职业股民,在当年股市大涨的时候,曾经非常得意。后来,股市大跌,她一筹莫展,日夜焦虑。一天,无意中发现头顶的头发少了一块,她很害怕。有朋友告诉她这叫"鬼剃头",每日用生姜擦一擦,新的头发就能长出来。张女士照着做了,头发果然长出来了。可是后来,她的头发就随着股市的涨跌,长出来再脱,脱了再长。这让她十分烦恼:

为什么我会脱发? 为什么头发会脱得没完没了?

【疾病概况】

斑秃,俗称"鬼剃头",是一种骤然发生的局限性斑片状的脱发性毛发病,其病变处头皮正常,无炎症及自觉症状。病程经过缓慢,可自行缓解和复发。若整个头皮毛发全部脱落,称全秃;若全身所有毛发均脱落者,称普秃。本病与免疫功能失调、压力突然加大有一定关系。可发生于从婴儿到老人的任何年龄,但以中年人为多,性别差异不明显。患者脱发常于无意中发现或被他人发现,无自觉症状,少数病例在发病初期脱发部位可有轻度感觉异常。

初起时为1个或数个边界清楚的圆形或椭圆形脱发区,直径为 1～2 厘米或更大。脱发区的头皮正常、光滑,无炎症现象。脱发区的边缘处常有一些松动而易脱落的头发,这种现象是进展期的征象。脱发继续增多,每片亦扩展,可互相融合形成不规则形,如继续进展可以全秃。严重者眉毛、睫毛、腋毛、阴毛和全身毳毛也都脱落,即为普秃。

经过若干天,脱发也可停止,此时脱发区范围不再扩大,边缘毛发也较牢固,不易拔出。经过若干月,毛发可逐渐长出。也有的患者先长出白色茸毛,以后逐渐变粗变黑、长长,成为正常头发。

中医学认为,本病与气血两虚、肝肾不足、血瘀毛窍有关。发为血之余,气虚则血难生,血虚不能随气濡养皮肤,以致毛孔开张,风邪乘虚而入,风盛血燥,发失所养而脱落成片;情志不遂,肝气郁结,气滞血瘀,毛发失养;又肝藏血,肾藏精,精血不足则发无生长之源;或瘀血阻塞血络,新血不能养发,故发脱落。

✚【养生指导】

一 发病前预防

1. 保证营养均衡

研究发现,身体内缺乏铁元素,可能会使脱发更加严重,生活中应适当补充多种维生素和富含铁元素的食物,如豆腐、扁豆、牡蛎、菠菜、葡萄干和瘦牛肉等,可起到护发、生发的作用。多吃一些含有丰富蛋白质的鱼类、大豆、鸡蛋、瘦肉等,以及含有丰富微量元素的海藻类、贝类,富含维生素 B_2、维生素 B_6 的菠菜、芦笋、香蕉、猪肝等都对保护头发、延缓衰老、预防脱发有好处。

2. 不要过度减肥

头发的生长如同花草树木一样,需要充足的营养,才能长得健康苗壮。一些爱美女性为了达到快速减肥的目的而过度节食,导致营养不均衡,毛发缺少营养而脱落。

3. 避免精神压力

精神压抑,状态不稳定,焦虑不安会导致脱发,压抑的程度越深,脱发的速度也越快。因此,经常进行深呼吸、散步、做放松体操等,可消除精神疲惫。每天保证充足的睡眠,睡前用热水泡脚,这样不仅精神抖擞,也有利于头发的养护。

4. 经常按摩头皮

每天睡觉前和起床后,将双手十指插进发内,从前额经头顶到后脑揉搓头皮,每次 2～4 分钟。经常按摩头皮,可改善头皮营养,调节皮脂分泌,促进头皮血液循环,使头皮营养充足,毛发健康不易脱落。

5. 烫发、吹风要谨慎

电吹风吹出的高温热风会破坏毛发组织,损伤头皮,因此要避免电吹风温度过高。另外,烫发液和染发剂对头发也有影响,应减少烫发和染发的频率。

二、发病后养护

1. 调摄精神,坚持治疗

注意劳逸结合,保持心情舒畅,切忌烦恼、悲观和动怒。发现本病后,在调治中要有信心和耐心,处方用药不宜频繁更换,坚持治疗,不急不躁。

2. 中医药治疗

中医学多认为斑秃的发生与气血不足、血燥风盛、肝肾亏虚、气滞血瘀等相关,通过辨证论治,针对性地采取益气养血、养血润燥祛风、补益肝肾、理气活血等治疗措施,多能够取得良好的疗效。

3. 饮食宜忌

斑秃患者须忌烟、酒及辛辣刺激食物,如葱、蒜、韭菜、姜、花椒、辣椒、桂皮等;忌油腻、燥热食物,如肥肉、油炸食品。

沪上中医名家养生保健指南丛书

推荐的食疗方如下:

1) 侧柏桑葚膏　侧柏叶 50 克,桑葚 200 克,蜂蜜 50 克。水煎侧柏叶 20 分钟后去渣,再纳入桑葚,文火煎煮 30 分钟后去渣,加蜂蜜成膏。适用于斑秃属血热生风型,伴有头晕目眩、口干者。

2) 菊花旱莲饮　黄菊花 10 克,旱莲草 5 克,煎汤代茶,频饮。适用于斑秃属血热生风型,伴有目眩眼花、口干苦者。

3) 芝麻米粥　芝麻粉 20 克,粳米 50 克,白糖适量。粳米加清水 500 毫升,白糖适量,煮为稀粥,取芝麻粉慢慢调匀于粥内,烧至锅中微滚即停火,盖紧焖 3 分钟后即可食。每晨起空腹服及晚餐温热服食。适用于斑秃属肝肾精血不足、头晕目眩、腰膝酸软者。也可用于头发早白、肠燥便秘、皮肤干燥等。

【医患对话】

1. 哪些原因会引起脱发呢?

引起脱发的原因很多,常见的有雄激素源性脱发、药物导致的脱发、外科手术或疾病导致的脱发、神经性脱发等。

(1) 雄激素源性脱发

相当于中医学的"发蛀脱发"范畴,又称男性型脱发、脂溢性脱发、早秃等。皮肤毛囊是雄激素作用的靶器官,头皮又是雄激素受体密度比较高的部位,是雄激素"喜欢"聚集的场所。所以雄激素源性脱发是最普遍的脱发类型,95％的脱发病例属于这一类型。患雄激素源性脱发的人血清和头皮中二氢睾酮水平比正常人高,额部,特别是颞颞部和顶部的头发在二氢睾酮的长期作用下,毛囊表现为进行性萎缩、变小,毛发逐渐变细、变软,毛发减少(图15)。

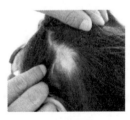

图 15　斑秃

（2）药物导致的脱发

一些药物可能导致脱发，比如，治疗癌症的化疗药物会使头发停止生长并在治疗期间脱落，停药后或治疗结束后，头发可重新生长出来。

（3）外科手术或疾病导致的脱发

高热后1～3个月，严重的感染性疾病或外科手术都会造成脱发；甲状腺功能不正常也会导致脱发；一些免疫性疾病，如红斑狼疮等，也会引起脱发；机械性撕脱、烧伤、慢性深部细菌或真菌感染都会让头顶"荒芜"。

（4）神经性斑秃

头发成片状脱落，形成铜钱大小、表面光滑、圆形或椭圆形脱发斑，斑秃属于这一类型的脱发。

2. 生姜能治疗脱发吗？

从中医学理论来讲，生姜性温，具有解表、发散的功效，所以外用生姜，确实能够增加局部的血液循环，刺激毛囊打开，促使毛发再生。

但是，过度的刺激会造成头皮出现红斑、水疱或糜烂等不良反应。所以用生姜擦头皮时，要注意千万不要把头皮擦破，否则引起毛囊破坏，反而造成永久性脱发。

3. 赵先生，26岁，两年前开始觉得前额的发际线越来越高，最近发现头顶的头发也开始变得稀疏了，他觉得非常奇怪：平时自己身体挺好的，为什么会脱发呢？难道是肾虚了？该如何治疗呢？

皮肤科医师解释了这个问题：赵先生平时工作紧张，压力比较大，经常半夜12点以后才睡觉，造成中医所说的"劳伤心脾，暗耗肾精"。而且平时喜欢吃肥甘厚味和辛辣刺激性的食物，加之脾虚运化失司，导致湿热内生。湿热上蒸头皮，阻塞毛窍，气血运行受阻，毛发失于气的推动、精血的濡养而脱落。

治疗需要针对病因采取清热祛湿、化浊解毒、活血化瘀的治疗原则。此外，调整作息时间、饮食习惯也很重要。

第三节　色斑（黄褐斑）

张女士、胡小姐和郑小姐都是"有斑一族"，而且在同一个办公室工作。闲暇时聊起了面部的色斑，很为此而烦恼。听说中医治疗色斑效果好，而且不良反应小，就一起来到一家中医医院求治。结果医生给出了这样的诊断和治疗方案：张女士的斑是黄褐斑，开了中药煎剂进行调理；胡小姐生的是雀斑，属于遗传性的，可以用激光治疗；郑小姐的则叫做颧部褐青色痣，也需要激光治疗。3个人纳闷了：

同样是斑，会有这么多讲究呀？它们有什么不同呢？

【疾病概况】

面部的色素性疾病种类很多，常见以下几种。

（1）黄褐斑

常对称分布于颧部及颊部而呈蝴蝶状，亦可累及前额、鼻及口周，典型皮损为褐色至深褐色斑片，大小不等，形态各异，边界清楚。

（2）雀斑

是针尖至米粒大的褐色小斑点，因其形状、颜色如雀卵，故名雀斑。好发于颜面、颈部、手臂等日晒部位，面部多散布在两颊及鼻梁。雀斑数量多少不定，各个之间互不融合。一般幼年时就有，常伴有家族史。

（3）颧部褐青色痣

主要特点是颧部及颞部对称分布的、直径3～7毫米、灰黑色点片状斑，边界相对清楚，黑色素位于真皮层内。

（4）黑变病

好发于成年人，女性多见。初起为红斑或淡褐斑，以后逐渐扩大呈深褐色或青灰色弥漫性斑片。好发面部，尤以前额、面颊、耳后、颈侧及光照部位多见，亦可见于双手、前胸。除色素沉着斑外,还可见到局限性毛细血管扩张,毛囊角化性丘疹及少许细小脱屑,致使面容呈铅灰色。

(5) 脂溢性角化

俗称老年斑,系一种中老年人较常见的良性表皮性肿瘤,好发于面部,特别是颞部,其次为手背、躯干和四肢。初起为淡褐色或深褐色或黑色扁平丘疹,缓慢增大,表面粗糙,或乳头瘤样增生,常附有油腻性鳞屑,数目不定。

黄褐斑是一种常见的面部皮肤病,俗称蝴蝶斑,中医学称黧黑斑。皮损为淡褐色、黄褐色或淡黑色斑片,形状不规则,对称分布于眼眶附近、额部、面颊部、颧部、口周等处。虽无自觉症状及全身不适,但有损于患者的容貌。

西医认为,许多因素都可以引起黄褐斑,如有女性怀孕 3～5 个月后就会出现,直到分娩后才逐渐消退,叫做妊娠黄褐斑;有的女性口服避孕药一段时间后会出现黄褐斑;患有生殖器官疾病的女性,也会同时伴发黄褐斑。这类患者经科学实验证明,其患黄褐斑与女性激素刺激黑色素细胞,促使色素沉着有关。但是,并不是所有黄褐斑的出现都与性激素有关,有的女性在患有某些慢性病时也会出现黄褐斑,如结核病、肿瘤、慢性肝病等。此外,营养不良或不合理者,如缺乏维生素 A、维生素 C、维生素 E、烟酸及某些微量元素等,或者紫外线过多照射都会引起黄褐斑。有的学者指出精神神经因素也是引起黄褐斑的一个原因,如生活无规律、缺乏睡眠等。总之,黄褐斑发生的原因有很多,其确切的病因目前尚不完全清楚。

中医学认为,反映在皮肤上的斑斑点点,都与脏腑有着必然的联系。如清《外科证治全书·面部证治》中说:"面尘(又名黧黑斑),面色如尘垢,日久煤黑……由忧思抑郁,血弱不华,外用玉容散,每早晚蘸以洗面。内宜疏胆兼清肺,加味归脾汤送六味地黄丸主之。"五脏六腑之精气充盈,皮肤则细嫩光泽;五脏六腑之精气匮乏,皮肤则萎靡枯黄。"斑"实质上是五脏六腑功能紊

沪上中医名家养生保健指南丛书

乱、气血不和的外在表现。例如,肝气郁结,造成血行不畅,可导致颜面气血失和;脾气虚弱,不能化生精微,则气血不能润泽于颜面;肾阳不足、肾精亏虚等病理变化均可导致颜面发生黄褐斑。

【养生指导】

发病前预防

1. 注意防晒
日光的曝晒或X线、紫外线的照射过多皆可促发色斑,并使其加剧。夏季日晒充足,色斑活动频繁,斑点数目增多,色加深,损害变大;冬季日晒较少,斑点数目减少,色变淡,损害缩小。由此可知日晒是色斑发生的必须因素。

2. 防止各种电离辐射
各种显示屏、荧光灯、X线机、紫外线照射仪等均可产生电离辐射,这些不良刺激均可产生类似强日光照射的后果,导致色斑加重。

3. 养成良好的饮食和作息习惯
多食富含维生素C和维生素E的新鲜水果和蔬菜,如西红柿、黄瓜、草莓、桃、猕猴桃等。注意休息,保证充足的睡眠。戒除烟酒等不良嗜好。此外,还应少喝咖啡、可乐、浓茶等。

4. 保持良好的情绪
保持心情舒畅愉快,避免忧思抑郁的精神状态。

5. 积极治疗慢性病
积极治疗慢性肝肾疾病,纠正月经不调,调节内分泌功能障碍,从而消除黄褐斑发生的内在基础。

发病后养护

1. 到正规医院治疗
皮肤出现色斑,应及时到正规的医院进行检查,找到发病原因,从而采取有针对性的治疗,这样可以起到事半功倍的效果。

2. 避免有害物质刺激

祛斑是一个长期的过程,不能不切实际地希望短期治疗就能让自己的皮肤光嫩如初。应慎用包括激光、冷冻、电离子等创伤性治疗和强酸、强碱等腐蚀性物质,禁忌使用含有激素、铅、汞等有害物质的外用药或化妆品,以免给皮肤造成永久的损伤,甚至造成毁容的严重后果。

3. 中医药治疗

中医药对黄褐斑的治疗主要是通过辨证论治,针对患者出现的肝郁、脾虚、肾虚等不同证候,以相应的疏肝解郁、健脾养血、滋阴降火等治则进行调治,多能收到良好的疗效。

4. 食疗护养

1) 祛斑奶糊　核桃仁 30 克,牛乳 300 克,豆浆 200 克,黑芝麻 20 克,白糖适量。先将核桃仁、黑芝麻放小磨中磨碎,然后与牛乳、豆浆调匀,放入锅中煮沸,再加白糖调味即可;也可在煮沸时,打入生鸡蛋,边搅边煮。经常食用,可润肤悦颜。

2) 祛斑三仁粥　桃仁、甜杏仁、白果仁各 10 克,鸡蛋 1 个,冰糖 10 克,粳米 50 克。将桃仁等 3 味研成细末;再将粳米淘洗干净,放砂锅内,加桃仁等 3 味中药细末和适量水,旺火煮沸,打入鸡蛋,改用文火煨粥;粥成时,加入白糖调匀。每日 1 剂,早餐食用。20 剂为 1 个疗程,间隔 5 日后可继续下 1 个疗程。有活血化瘀、润肠通便、护肤美肤功效。

5. 按摩治疗

1) 示指指压足小趾外束骨穴(图 16)。每晚 1 次,连续 30 次。每秒按 1 次,共按 5～10 次。

2) 在背腰中线督脉部位、由上而下推擦 5 遍,再以背椎为中线,用手掌分别向左右两旁推擦

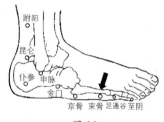

附阳
昆仑
仆参　申脉
金门
京骨　束骨 足通谷 至阴
图 16

沪上中医名家养生保健指南丛书

10 遍以上。每日 1 次,连续 30 次。

3) 以上按摩法有疏通经络,行气活血,濡养脏腑,护养肌肤的作用。

【医患对话】

1. 都说防治黄褐斑防晒很重要,那么如何科学有效地选择防晒用品呢?

防晒霜几乎是女士们的必备,而对于黄褐斑患者,选择和使用防晒霜就要更加讲究。首先,选择防晒指数,即 SPF。对于黄褐斑患者,日常护理、外出购物、逛街时可选用 SPF10 左右的防晒用品;外出游玩时可选用 SPF15~20 的防晒用品;露天游泳时用 SPF30 的防水性防晒用品。最好选择物理防晒霜,这样不仅可以有效防晒,对肌肤也毫无损害,即使是敏感肌肤也能放心使用。

其次,防晒霜的作用在 30 分钟以后才会得到发挥,因此,防晒霜需在出门前 30 分钟涂抹。而且涂抹量为每平方厘米 2 毫克时才能达到应有的防晒效果。还要注意出门的话,每隔 2~3 小时应补擦 1 次防晒霜。

另外,尽量避免在日照最强烈的时段出门(上午十点到下午两点),同时善用各种辅助用品,如遮阳伞、宽沿太阳帽、长袖衣服、太阳眼镜等,共同抵抗紫外线的入侵。

2. 面部色斑与某些妇科疾病有关吗?

李女士今年 48 岁,面部色斑主要分布在面颊两侧,已有一、二年了,给工作、生活带来麻烦与不便,来到中医医院求诊(图 17)。

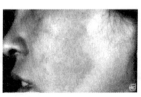

图 17 黄褐斑

医生问李女士,月经状况如何,是否有妇科疾病。李女士回答,月经有时早来有时晚到,经临时少腹疼痛,白带多,有时有黄带。妇科检查有妇科炎症。接诊医师认为,月经不调是冲任失调,妇科炎症是湿热壅阻下焦,均与面部黄褐斑有关,于是给李女士用调摄冲任、清利下焦湿热的中药调治,服药1个月后李女士面部的色斑有所减轻,李女士很满意,并继续诊治。

第四节 疣

明明今年6岁了,长得白白嫩嫩的,健康可爱。可是,从半年前开始,不知为什么手指上长出一粒东西,外婆说是"瘊子",会自己消掉的。但是,明明的瘊子却越来越多,指甲周围一圈都是,连指甲都变得凸凹不平了,这下明明的爸爸妈妈可急坏了:

1. 这瘊子是怎么长出来的?
2. 怎么会越长越多呢?
3. 怎么治疗啊?

【疾病概况】

疣,俗称瘊子,是由病毒引起的皮肤浅表的良性赘生物。因其皮损部位不同,形态各异而有不同名称。如发于手指、手背、头皮等处者,称千日疮、疣目、枯筋箭或瘊子;发于颜面、手背、前臂等处者,称扁瘊;皮损表面有蜡样光泽,中央有脐凹的,称鼠乳;发于足跖部者,称跖疣;发于颈及眼睑,呈细软丝状突起者,称丝状疣或线瘊。本病西医也叫"疣",一般分为寻常疣、扁平疣、传染性软疣、掌跖疣和丝状疣。

1. 寻常疣

中医学叫疣目,又称千日疮。是由人乳头瘤病毒(HPV)所引起,通过直接或间接接触传染,外伤对HPV感染是一个很重要的因素。所以,长瘊子是感染病毒引起的,不是自身血液有病。寻常疣多发于儿童及青年。初起为一个针尖至绿豆大的赘生物,呈半球形或多角形,突出皮肤表面,色呈灰白或污黄,表面蓬松枯槁,状如花蕊,粗糙而坚硬。体积逐渐增大,此为原发性

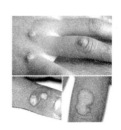

图18　寻常疣

损害,称母疣。此后由于自身接种,数目增多。一般为二、三个,多则十余个至数十个不等,有时可呈群集状。病程慢性,部分可自愈,尤其是儿童患者。好发于手指、手背,也可见于头面部,一般无自觉症状。发生在甲缘者,可向甲下蔓延,破坏指甲生长。本病的发生与机体免疫状态有关,具有一定的恶化癌变率(图18)。

2. 扁平疣

中医学称"扁瘊",多发于青年妇女,又称青年扁平疣。皮损为表面光滑的扁平丘疹,芝麻至黄豆大小,淡红色、褐色或正常皮肤颜色,数目较多,散在分布,可因搔抓自身接种,使皮损呈线状排列。好发于颜面、手背、前臂及肩胛等部位。一般无自觉症状,偶有瘙痒感,病程慢性,可持续数年,有时可自行消退,愈后仍可复发。该病毒主要由直接接触传染,也可通过污染器物感染损伤皮肤而间接传染(图19)。

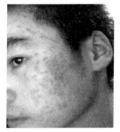

图19　扁平疣

3. 传染性软疣

中医学称"鼠乳",多见于儿童和青年。传染性软疣的传染途径主要是直接接触传染,也可自体接种。往往在公共浴室、宾馆饭店或游泳池传染。幼儿园的公用毛巾、浴具等也可成为传播媒介。皮损初起为米粒大的半球状丘疹,渐增至绿豆大,中央呈脐窝状凹陷,表面有蜡样光泽。早期质地坚韧,后渐变软,呈灰色或珍珠色。顶端挑破后,可挤出白色乳酪样物质。数目不定,数个至数十个不等,不相互融合。可发生于体表任何部位,自觉微痒(图20)。

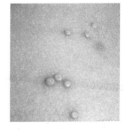

图20　传染性软疣

沪上中医名家养生保健指南丛书

4. 跖疣

是发生于足底的寻常疣。皮损初起为小的发亮丘疹,渐增大,表面粗糙角化,周围绕以增厚的角质环。由于局部压迫、摩擦,表面形成黄色胼胝状,如以小刀削去此层,即可见白色软刺状疣体,表面常有散在小黑点。数目从几个至几十个不等。有明显的压痛,用手挤压则疼痛加剧。好发于足跖前后受压处及趾部,足部多汗者易患本病(图21)。

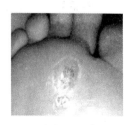

图 21　跖疣

5. 丝状疣

俗称线瘊,中年女性较多见。皮损为单个细软的丝状突起,呈褐色或淡红色,可自行脱落,不久又可长出新的皮损。好发于颈项、眼睑等处。一般无自觉症状。

疣,在中医文献中早有论述,且多有不同名称,如寻常疣,隋·《诸病源候论》称"疣目",明·《外科启玄》称"千日疮",明·《外科正宗》称"枯筋剑"。并认为发病原因多是因为肝旺血燥,

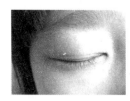

图 22　丝状疣

肝失荣养或肝火妄动,复遭风毒之邪相乘,致血瘀、肌肤失润,或皮肤外伤感受毒邪所致。扁瘊多认为是外感风热之毒,或肝火妄动,气血不和,阻于肌肤所致。鼠乳多为风热夹湿毒,蕴积肌肤所致(图22)。

✚【养生指导】

发病前预防

1. 注意个人卫生

养成良好的卫生习惯,避免使用患者的物品用具,防止间接

传染。

2. 注意个人防护

避免外伤及皮肤破损,对皮肤黏膜破损处应妥善处理,防止病毒乘虚而入。

3. 公用物品消毒管理

卫生器具要经常消毒,有条件者最好定人定物,防止交叉感染。身体抵抗力低下者,需加强锻炼,提高身体素质,增强抗病能力。

二、发病后养护

1. 避免自身传染

对已发生的皮损,不宜搔抓或自行扞挖,应及时到专科医院接受治疗,以免自身接种传播。同时也应避免各种物理、机械、化学因素刺激而引发疣体的扩展和蔓延。另外,疣目还应避免摩擦和撞击,以防止出血;鼠乳应保持局部清洁,避免继发感染。

2. 避免相互传染

家庭内有人患了疣病,应避免与其共用毛巾、脸盆、拖鞋等,并定期消毒,以免互相传染。

3. 中医药治疗

中医药治疗疣(除鼠乳),皮损数目较多者可采用清热解毒、养血活血重镇的药物内服;皮损数目较少者,可以外治为主。

(1) 食疗方

各种疣均可用薏苡仁 50 克,煮粥,加白糖 15 克食之。每日 1～2 次。长期食用可促进疣体消退。

(2) 外治法

1) 熏洗法　各种疣均可选用板蓝根 30 克,马齿苋 30 克,木贼草 12 克,香附 12 克,苦参 15 克,白鲜皮 15 克,煎汤趁热熏洗患处,每日 2～3 次,可使皮损脱落。

2) 摩擦法　将荸荠削去皮,用其白色果肉摩擦疣体,每日

3～4次。每次摩擦至疣体角质层软化、脱掉,微有痛感或点状出血时为止,一般数日可愈。

3) 钳除法 适用于鼠乳(传染性软疣)。以小血管钳或镊子夹住疣体底部,轻轻用力将其拔除,然后外涂2%碘酊并压迫止血。

➕【医患对话】

1. 长在脚上的疣和鸡眼有什么区别?

长在前脚掌的疣又叫跖疣,初起时为小的发亮的圆形丘疹,表面角化,灰褐、灰黄或污灰色,有稍高的增厚的角质环围绕。若用小刀将表面角质削去,可见出血点,即微量的血液外渗凝固以后形成小黑点。鸡眼的表层是黄色的茧子,可以看到清晰的皮肤纹理,孤立存在,呈半透明的倒圆锥体,顶端指向脚底深部。

2. 线瘊有什么危害吗? 可以自己用丝线扎掉吗?

线瘊,就是西医所称的丝状疣。好发于眼睑、颈项等部位,数目可从数个到数十个不等,有传染性且影响美观。可以自行用结扎法去除疣体,具体操作:用细丝线结扎疣的根底部,扎紧(以可以耐受为度),数日后疣体因缺血、缺氧而自行脱落。

3. 传染性软疣是如何发生的? 怎样治疗较好?

传染性软疣又叫“水瘊子”,是由痘病毒感染引起的一种皮肤病,有接触传染性,好发于儿童。幼儿园的公用毛巾、浴具等可作为传播媒介,而在公共浴室、宾馆饭店或游泳池也可传染。经过搓澡,搔抓可引起自体接触,也可传染给别人。

传染性软疣的皮疹有明显的特征:皮损为半球形丘疹,米粒到黄豆大小,较大者有脐凹。散在或簇集状分布,不互相融合。疣体表面有蜡样光泽,挑破顶端,可挤出白色乳酪样物质。当家长发现孩子有可疑皮疹时应尽早就医,不论数目多少,均不能自行消退。治疗的办法比较简单,现多采取钳除法,即在皮损处常规消毒后,用消过毒的小镊子夹住基底部,然后用力一提,把整个疣体取下来,然后涂 2‰碘酊。治疗后发现皮疹未清除干净或又长出新疹,应再用同样治疗方法一直至治愈为止。一般 2～3 次就可完全治愈了。

第五节　癣

　　舅舅送给张雨一只小狗作为他 12 岁的生日礼物,张雨非常高兴,这是他盼望了很久的。每日放学回家,除了写作业和吃饭,他都要抱着小狗,甚至睡觉了也让小狗睡在他的枕头旁边。10 天后,妈妈发现张雨右脸颊出现了一小片红色的疹子,起初没有在意,过了几天皮疹范围越来越大,而且越来越痒,就去药店买了支止痒的药膏涂,可张雨脸上的疹子非但没有好,反而更加红,而且出现了脓疱。这下妈妈着急了,赶快带张雨去医院看。医生仔细询问了张雨患病前后的情况,认真观察了皮损,判断张雨极有可能是亲动物性真菌引起的感染,估计和养狗有关,需要进一步做真菌学检查。

　　真菌检查结果证实了医生的判断。随后医生制订了治疗方案,经过一段时间的治疗,张雨脸上的脓疱全部消退了,留下一片淡红色的色素沉着。医生说色素沉着会越来越淡,直至完全消退。毛病是治好了,但有些事妈妈还是没想明白:

　　1. 动物的皮肤病也会传染给人吗?

　　2. 为什么涂止痒药膏会越涂越严重呢?

【疾病概况】

　　癣,是指发生在表皮、毛发、指(趾)甲的浅部真菌病。临床上常见的癣病有发生在头部的头癣,发生在足部的足癣,发生在手部的手癣,发生在臀部和腹股沟部位的股癣,发生在除手足癣和股癣以外的躯体、四肢皮肤的体癣,发生在手足指(趾)甲的甲癣,发生在颈项、胸背等多汗部位的花斑癣。癣病大多是接触传染,如通过衣物、用具或自身手足癣传染致病。同时环境条件也有影响,如在温热季节和潮湿地区。近年来癣病增多,也与饲养宠物有关。中医学认为,除接触传染外,脾胃湿热内蕴是癣的重要的易感因素。

1. 头癣

白癣,中医学称"白秃疮"。多见于儿童,尤以男孩为多。病变初起,头皮出现覆盖有圆形或不规则形的灰白色鳞屑的斑片,小的像黄豆大小,大的像硬币大小,日久则蔓延成片。受累区域的毛发多数在离头皮0.2~0.8毫米处自行折断,长短参差不齐。接近头皮的毛发,外围常有灰白色菌鞘围绕,自觉瘙痒。发病部位以头顶、枕部居多,但发缘处一般不被累及。青春期可自愈,新发再生,不留瘢痕(图23)。

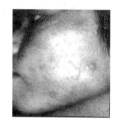

图23 癣

黄癣,中医学称"肥疮"。多见于农村,好发于儿童,流行地区成年人亦可发生。特征是黄癣痂堆积。癣痂呈蜡黄色,肥厚,富黏性,外观呈蝶形,边缘翘起,中央微凹,毛发从中贯穿,有特殊的鼠尿臭。除去黄癣痂,其下为鲜红湿润的糜烂面。头发干燥,失去光泽,散在脱落,日久痊愈后,留下萎缩性瘢痕。自觉瘙痒,病程慢性,多从儿童期开始,持续到成年人。少数糜烂化脓,导致附近出现淋巴结肿痛。

2. 手癣

手癣,中医学称"鹅掌风"。男女老幼均可患病,以成年人多见。多数单侧发病,日久也可染及双手。以掌心或指缝水疱或掌部皮肤角化脱屑为皮损特点。水疱散在或簇集,不断蔓延,瘙痒难忍。水疱破后干枯,叠起白皮,中心向愈,四周继发疱疹。并可延及手背、腕部。若反复发作,可致手掌皮肤肥厚,枯槁干裂,疼痛,屈伸不利,宛如鹅掌。病情迁延,反复发作,每于夏天起水疱,病情加剧,在冬天则枯裂疼痛加重。

沪上中医名家养生保健指南丛书

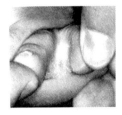

图 24　足癣

3. 足癣

足癣,中医学称"脚湿气",俗称脚气。多见于成年人,儿童少见。发病季节性明显,多于夏秋加重。以皮下水疱、趾间浸渍糜烂、渗流滋水、角化过度、脱屑等为特征(图 24)。

3. 体股癣

体癣,中医学称"圆癣"。好发于面部、躯干及四肢近端。皮损呈圆形,或多环形,类似钱币状,为边界清楚、中心消退、外周扩张的斑块。四周可有针头大小的红色丘疹及水疱、鳞屑、结痂等(图 25)。

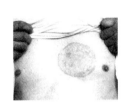

图 25　体癣

股癣,中医学称"阴癣"。是发生于胯间及阴部相连的皱褶处,皮肤损害基本同圆癣,向下可蔓延至阴囊,向后可至臀间沟,向上可至下腹部。瘙痒明显。

5. 甲癣

甲癣,即灰指甲,又称甲真菌病。初起甲床微痒,继之则指(趾)甲变色,甲板高低不平,失去光泽,逐渐增厚,或蛀空而残缺不全,或变脆,常与甲床分离。轻者只有 1～2 个指(趾)甲受损,重者所有指(趾)甲皆受传染,一般无自觉症状,少数有轻度瘙痒(图 26)。

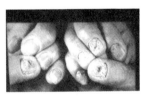

图 26　甲癣

6. 花斑癣

花斑癣,中医学称"紫白癜风",俗称汗斑。常发于多汗体质的青壮年。好发于颈项、肩胛、胸背,尤其是多汗部位及四肢近心端。皮损为大小不一、境界清楚的圆形或不规则的斑片,为淡褐、灰褐

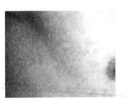

图 27　花斑癣

至深褐色,或轻度色素减退,可有少量糠秕状细鳞屑,常融合成片状,有轻度痒感,常夏发冬愈(图27)。

✚【养生指导】

一、发病前预防

癣虽然不算大病,但由于瘙痒难忍,影响工作和生活,所以应当引起重视。没有癣疾的健康人要注意从以下几个方面防止感染。

1. 头癣患者的预防隔离

在幼儿园、托儿所、小学校等集体单位发现头癣时,应立即隔离治疗,以免蔓延。头癣患者的衣物、用具禁止与健康人混放或混用。理发工具应该专用,待头癣逐渐好转时,要及时加以严格消毒。剪下的头发必须烧掉。病好后也不要使用过去自己用过的梳子、帽子、枕巾等,以防再发。如患者是儿童,家长要细心做好护理和清洁工作,以免引起传染。

2. 防止癣疾感染

平时要用自己的脸盆、毛巾、脚盆等用品。上浴室时应自备拖鞋,不穿公用拖鞋,避免交叉感染。洗澡时最好淋浴而不进入大池内浸泡。

保持皮肤清洁干燥,平时身体多汗者尤要注意,衣、裤、鞋、袜应常换洗。汗脚者最好不要穿不透风而易潮湿的球鞋、皮鞋、旅游鞋,而以布鞋为好。每次洗澡,待脚干燥后再穿入鞋内。赤脚干活的人在完工后要把脚洗干净。

周围有动物患了癣疾应及时处理,在未处理前不要接触或玩弄这些患病的动物。

3. 减少或避免进食有刺激性食物

癣的症状以痒为主,而辛、辣、腥、有刺激性的食物可加重痒感或诱发瘙痒。这些食物有姜、蒜、葱、椒、酒、咖啡、浓茶、鱼、

沪上中医名家养生保健指南丛书

虾、蟹类等。植物蛋白质(如豆制品)一般妨碍不大,可以食用。另外,食盐有使水钠潴留和加剧炎症、瘙痒的作用,所以口味以清淡为宜。

4. 加强体育锻炼,提高抗病能力

真菌和其他细菌、病毒一样,在人体抵抗力下降时才会感染得病,如果身体健康,皮肤的防御功能良好,即使有真菌感染,也不会发病。所以,还应积极加强体育锻炼,增强体质。另外,加强营养,也是提高抵抗力的重要方面。

5. 积极治疗癣疾

积极治疗癣疾,如手足癣、甲癣和体癣等,防止自身传染。

二 发病后养护

得了癣病后,首先应避免传染给家人,同时,尽快使用能抑杀真菌的外用产品对抗真菌。治疗一般以外治为主,不需内治,可选用乳膏剂型外用产品涂抹于患处,并且要剂量、疗程足够;但顽固者、泛发者可以加用内治疗法。

癣疾患者所穿衣服和鞋袜要宽大透气,经常更换,尤其是足癣者穿过的鞋袜,最好用开水烫过或在阳光下曝晒。有条件的还可将贴身内衣裤煮沸灭菌。有足癣者,夏天尽量不穿胶鞋、旅游鞋,而应多穿布鞋或凉鞋。因为潮湿的环境适合真菌生长,夏天气温高,脚部出汗多,最易使足癣加重和复发,故应注意保持脚部干燥透气。

外治疗法在癣病的治疗中占有重要地位,具体如下。

1. 鹅掌风浸泡方

民间历来就有用米醋浸泡手足治疗癣病的经验,在醋中加入中药则疗效更佳。

处方 大风子肉9克,花椒9克,皂荚15克,土槿皮15克,地骨皮6克,藿香18克,白矾12克,鲜凤仙花9克,米醋1 000毫升。

用法:将药浸入米醋内 24 小时,煎沸待温,将药渣去掉,药汁倒入盆内,浸泡手或足,每日 1 次,每次 1 小时,连续浸 7 日,弃药,间隔 1 周。以同样方法再浸泡手或足 1 周。浸泡后 7 日内不宜用碱性皂液洗手或足。于大伏天浸泡效果最佳。

2. 药浴

药浴是中医内病外治方法之一,药浴疗法能将药物直接作用于皮肤、孔窍、俞穴等,能迅速直达病所,取得良好疗效,同时由于药浴疗法,可以避免药物直接进入人体大循环,从而可以减少对肝脏、肾脏等器官的毒性和不良反应。

(1) 矿泉浴

就是在矿泉水中洗浴。矿泉中含有大量的化学物质,而且温度较高,通过水的机械刺激、温度刺激、化学成分的作用而起到防治疾病的效果。在我国,矿泉资源极为丰富,各地均有,其充分利用对癣疾的预防会起到很大的作用。

(2) 药物浴

1) 用桉树叶、千里光、紫花地丁、苦参等煎水洗浴,可预防癣疾。

2) 硫黄浴剂,加入水中洗浴,每周 1 次。

3) 洗脚时加 50 毫升的醋,每日泡 15～30 分钟,可预防脚癣。

4) 在集体机构如托儿所、幼儿园、小学校的儿童发现头癣,其他健康儿童应用硫黄软膏洗头,每日 1 次,连洗 1 个月。

【医患对话】

1. 狗癣会传染给人吗?

狗癣是真菌感染,可以传染给人,临床上可以见到这样的病例:症状开始为小红丘疹,渐融合成片,并向周围蔓延扩大,瘙痒难忍,需要及时治疗,药物选用特比奈芬、联苯苄唑、咪康唑等。同时一定要对狗进行治疗,家里也要进行必要的消毒处理。

2. 很多人认为"治好脚癣会得大病,有脚癣是健康的表现",这种说法对吗?

认为"治好脚癣会生大病,有脚癣是健康正常的。"这种说法是不对的,是认识上的误区。临床上的确遇到,一些人有较重的脚癣,当有重病或发热时,脚癣不治而愈,就误认为是治好了脚癣会得大病。其实是因为真菌生长需要一定的温度和湿度条件,以及丰富的角蛋白作为营养。足部是角蛋白最丰富的地方,人体的温度、湿度也适宜,真菌就容易生长。重病发热时体表环境改变,脚汗减少,湿度降低,脚部干燥,足趾温度升高,不利于真菌繁殖,脚癣得到暂时缓解。重病发热痊愈后,活动量增加,脚汗增多,体温恢复正常,又有利于真菌繁殖,而脚癣又出现了,这完全与真菌的生长环境变化有关系。

3. 拔甲能治好灰指甲吗?

拔甲一般分为两种,一种是外科医生在为患者进行局部麻醉的情况下拔除其患病的指(趾)甲;另外还可以应用化学药物拔除病甲,如使用40%的尿素软膏包裹病甲,每日换药1次,一般换药5~7次后,患病的甲板即可软化并与甲床分离,此时便可将病甲拔除。拔甲适于单发的灰指甲,优点是快。由于甲的生长是从根部开始的,坏甲消除了,新甲就可正常地生长。但指(趾)端丰富的神经末梢还是会使患者痛苦不堪。如果没有进行一定的后期包扎处理等,还有可能发生感染。另外,真菌也不会因为拔甲而被完全消灭,因为导致灰指甲的真菌往往深入甲床里面或已经感染甲根部,所以用拔甲的办法治疗灰指甲,还是容易复发的。

第六节 带状疱疹

奶奶10年前生过带状疱疹,1个月前一侧手臂又出现水疱伴疼痛,医生诊断,又是带状疱疹。欣欣今年5岁,平时都是由奶奶照看的。1周前欣欣流鼻涕、发热，头面部、胸前出现红色小丘疹，随后变成水疱。医生说，欣欣生水痘了。全家人都很着急，也产生了不少疑问：

1. 带状疱疹生过以后不是终身免疫的吗？奶奶怎么还会有第 2 次呢？

2. 欣欣的水痘和奶奶的带状疱疹有没有关系呢？

✚【疾病概况】

带状疱疹是冬春季最易流行的一种病毒感染性皮肤病，由水痘-带状疱疹病毒感染后，潜伏在体内再发，造成沿神经支配的皮肤区出现带状排列的成簇疱疹，伴随神经痛。老年人和患有慢性消耗性疾病的人容易感染带状疱疹，而且一旦染上，病情更为严重。民间把这种病称作"串腰龙"，文献上称"缠腰火丹"，这是因为侵犯胸腰部位的带状疱疹占本病发病率的 60% 以上。实际上，这种病还可侵犯头、面、耳及上下肢等部位。由于这种病毒有亲神经的特点，发病总是沿神经走向，呈条带状，故称"带状疱疹"。带状疱疹患者一般可获得对该病毒的终身免疫，但极少数患者可能发生第 2 次甚至第 3 次。

发病之初，主要表现为全身疲倦无力，食欲不振，轻度发热，很快发病部位感觉灼热，将会发病的部位变得极度敏感，基本上连碰到衣服也会痛，疼痛呈针刺样或放电样。得了带状疱疹，一般 1～3 日后，发病部位的皮肤即出现绿豆粒大小、张力很大的丘疹、水疱，沿神经分布，簇集状排列，呈条带样分布。轻者每簇可间隔有正常皮肤，病情严重者可融合大片的带样分布，数日后由澄清透明的水疱变为混浊的脓疱，部分可破溃形成糜烂。可伴有皮疹附近的淋巴结肿胀疼痛。老年人皮疹多表现为大疱、血疱，甚至出现坏死。轻者 2 周左右即可自然干涸、结痂，脱落后不留瘢痕；重者病程可延长到 1 个月以上。老年患者常出现剧烈疼痛，影响睡眠，如果治疗不及时，在皮损消退后，仍遗留疼

沪上中医名家养生保健指南丛书

痛,数月不能完全消退。如果带状疱疹出现在头面部,要警惕侵犯头面部神经而出现的头痛、面瘫;如果眼睛角膜被侵犯,甚至还会导致失明。年龄大的、体质弱的及患有肿瘤等慢性疾病者,病情会更为严重。值得注意的是,还有一种不全型带状疱疹,患者除自觉发病部位剧烈疼痛外,水疱不出现或出现得很少,容易被误诊,应予以高度重视,以免贻误治疗。

带状疱疹,中医学文献早有记载,称为蛇串疮,又称缠腰火丹,或称火带疮、蛇丹,明代《外科启玄》称其为"蜘蛛疮",并对其皮疹形态、疾病特征进行了描述。中医学认为带状疱疹是由于情志内伤,肝气郁结,久而化火,肝经火毒蕴积,夹风邪上窜头面而发;或夹湿邪下注,发于阴部及下肢;火毒炽盛者多发于躯干。年老体弱者,常因血虚肝旺,湿热毒蕴,致气血凝滞,经络阻塞不通,以致疼痛剧烈,病程迁延。本病初期以湿热火毒为主,后期是正虚血瘀夹湿为患。

✚【养生指导】

一、发病前预防

1. 保持心情舒畅,起居有常

本病的发病人群以老年人和免疫功能低下者为多,但近年来也有低龄化倾向,中青年患者很常见。这与工作紧张、精神压力长期较大、情绪经常低落、长期熬夜等因素均有关。所以保持心情舒畅,起居有常,对于预防带状疱疹的发生有非常重要的意义。

2. 减少感染机会

冬春季节是多种传染病容易流行的季节,老年人及体质虚弱者应尽量少去空气不流通的公共场所,以免感染。平时应经常开窗,保持室内空气流通,坚持户外运动,保持心情愉快。

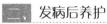

二、发病后养护

1. 注意休息

治疗期间卧床休息,注意营养,应穿清洁柔软的棉质内衣,以减轻摩擦。如疼痛影响睡眠,可适当服用镇静止痛药。

2. 放松心情

患病后除积极配合治疗外,精神负担不要过重,应保持心情愉快。尽量减少对疾病本身和疼痛的关注。

3. 中医药治疗

中医药对带状疱疹有着丰富的治疗方法和良好临床疗效。急性期多采用清肝火、利湿热的治疗原则,以龙胆泻肝汤为主方;皮疹消退后,皮肤仍刺痛者,宜疏肝理气、活血止痛,以逍遥散为主方。

4. 饮食宜忌

忌食辛辣温热食物。中医学认为,带状疱疹是湿热火毒蕴结于肌肤所致。而酒、烟、生姜、辣椒、羊肉、牛肉及煎炸食物等辛辣温热之品,食后容易助火生热。应多吃新鲜的有清凉作用的蔬菜水果,如荸荠、猕猴桃、蓬蒿菜、黄瓜、苦瓜、马齿苋等。

5. 保护创面,避免感染

小心保护创面,水疱处不要用针或牙签等方法将其挑破,更不要过度搔抓,以免加重皮疹或继发感染。

6. 避免传染幼儿

带状疱疹一般无须隔离,如果家中有幼儿,最好避免与其密切接触。

【医患对话】

1. 生过水痘还会生带状疱疹吗?

水痘和带状疱疹是由同一种病毒,即水痘-带状疱疹病毒感染所致。初次感染该病毒后,引起水痘,多见于从未感染过此病

沪上中医名家养生保健指南丛书

毒,对其无免疫力的易感人群,主要是小儿,尤其是 6 个月以上的婴幼儿及学龄前儿童。水痘痊愈后,该病毒可长期潜伏在被感染者体内的神经元中,当人体免疫功能低下时,如上呼吸道感染、恶性肿瘤、系统性红斑狼疮,或外伤、放疗、服免疫抑制剂等,均可能导致病毒再度活动,而诱发带状疱疹。

2. 带状疱疹会传染吗? 水痘是通过什么方式传染的?

因为带状疱疹是在个体免疫力下降时才发生,在时间上和人数上不是集中大量发病,而呈散在发病。在正常的成年人之间极少传染,除非免疫功能十分低下者。但临床发现易感儿童在与成年人带状疱疹患者接触后可能引起水痘。

水痘患者的疱疹液、血液及口腔分泌物中,都有该病毒存在,所以与患者接触或吸入患者咳嗽、说话时喷出的飞沫后,易感儿童或成年人均可被传染。在幼儿园中,如未及时发现、隔离水痘患儿,可导致水痘在易感儿童中流行,发病率达 80% ～90%。

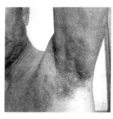

图 28　带状疱疹

3. 有人说如果带状疱疹在腰里长满一圈就会死人,是真的吗?

带状疱疹是由水痘-带状疱疹病毒引起的,皮损的特点是沿某一周围神经单侧分布,神经的分布不会超过身体正中线,因此它也不会超过正中线,更不会围成一圈(图 28)。

 第七节　神经性皮炎

小陈是个勤奋、认真的小伙子,可是最近脖子里有块红红的皮疹让他很是困扰,难看且不说,单就钻心的瘙痒就常常搞得他心神不宁。去看医生,诊断是神经性皮炎,开了药膏,涂了就好,不涂就痒,这到底该怎么办呀? 还会不会好呀?

✚【疾病概况】

神经性皮炎是一种常见的慢性皮肤神经功能障碍性皮肤病，多见于中青年，儿童极少发病。其特点是皮肤有局限性苔藓样变（皮肤增厚，皮脊凸起，皮沟加深，形似苔藓），常呈淡红或淡褐色，伴有阵发性剧烈瘙痒。皮损好发于容易受到摩擦的部位，如颈项部、四肢伸侧，尤其是肘、膝及踝部、骶尾部，亦可发生于外阴及头皮部，常为对称性。本病为慢性疾病，症状时轻时重，治愈后容易复发。

目前认为，精神因素是发生神经性皮炎的主要诱因。情绪波动、精神过度紧张、焦虑不安、生活环境突然变化等均可使病情加重；局部刺激也是本病发生或加重的重要因素，如衣领过硬而引起的摩擦、化学物质刺激、昆虫叮咬、阳光照射、搔抓等；此外，胃肠道功能障碍、内分泌系统功能异常等，也可能成为致病因素。

本病好发于颈项部，中医学称为"摄领疮"。《诸病源候论·摄领疮候》中说："摄领疮，如癣之类，生于颈上，痒痛，衣领拂着即剧，云是衣领揩所作，故名摄领疮也。"中医学认为，此病初起多为风热之邪阻滞肌肤或硬领等外来的机械刺激所引起。病久耗伤阴液，营血不足，血虚生风生燥，皮肤失去濡养；血虚肝旺，情志不安，过度紧张，忧愁烦恼者，更易诱生，且多复发（图29）。

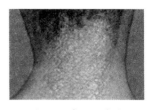

图29 神经性皮炎

✚【养生指导】

一、发病前预防

1. 饮食清淡

中医学认为，热性、刺激性食物易生风化火而导致疾病发

沪上中医名家养生保健指南丛书

生,故日常饮食宜清淡,多吃水果和蔬菜,不抽烟,避免饮酒,减少辛辣刺激性食物。保持大便通畅。

2. 衣着舒适

内衣宜选择全棉制品,宽松柔软舒适为佳,不宜穿羊毛、化纤或过硬的内衣,以免刺激皮肤。

3. 放松心情

养成早睡早起的生活习惯,保持良好的饮食规律,放松心态,克服烦躁易怒,焦虑不安等不良情绪。

4. 保护皮肤

养成良好的卫生习惯,搞好个人卫生,不用过热的水或肥皂等碱性洗涤用品洗擦。干燥季节使用润肤产品,止痒兼修护皮肤。

发病后养护

1. 放松紧张情绪

患者要放松紧张情绪,保持乐观,防止感情过激,特别注意避免情绪忧伤、紧张、焦虑、激动,生活有规律,注意劳逸结合。

2. 减少刺激

神经性皮炎反复迁延不愈、皮肤局部增厚粗糙的最重要原因是剧痒诱发的搔抓,所以患者要树立起这个病可以治好的信心,剪短指甲,避免用搔抓、摩擦及热水烫洗等方法来止痒。

3. 中医药治疗

根据神经性皮炎的发病原因和病理变化,神经性皮炎初发时,中医药采用祛风清热、利湿止痒的治则;病久,皮疹反复发作,粗糙肥厚,中医药宜采用养血润燥、祛风止痒的治则,结合外用药物的治疗,通常能达到良好的疗效。

4. 食疗引荐

1) **鱼腥豆带汤** 绿豆 30 克,海带 20 克,鱼腥草 15 克,加水煎汤,去鱼腥草,待温,加入适量白糖,饮汤食绿豆和海带,每日 1 剂,连服 7 日。可清热解毒止痒,适用于神经性皮炎初发、瘙痒灼热感明显者。

2）花生赤豆枣蒜汤　带衣花生 90 克,赤小豆、红枣各 60 克,大蒜 30 克,加水共煮汤,每日 1 剂,连服 7 日。可益气养血、除湿解毒,适用于神经性皮炎病久皮疹粗糙肥厚者。

第八节　荨　麻　疹

这天,120 送到急诊内科一位患者,家人叙述:吃过晚饭正在看电视的时候,患者突然呼吸困难。而且不能说话了。内科医生进行了必要的检查,患者神志清醒,呼吸、心率、脉搏偏快,血压正常,心电图正常,脑 CT 未见异常。检查中发现患者皮肤上有红色风团,有经验的内科医生立刻请皮肤科医生会诊,皮肤科医生诊断:急性荨麻疹,喉头水肿,舌血管性水肿,并做出相应的处理。患者的症状逐渐得到缓解,呼吸顺畅、讲话自如地和家人一起回家了。

1. 荨麻疹会突然发生,引起喉头水肿、舌体肿大,严重的会有生命危险吗?

2. 荨麻疹为什么会发生?

【疾病概况】

荨麻疹,俗称风疹块、风疙瘩,是一种常见的皮肤病。是由各种因素导致皮肤黏膜、血管发生暂时性炎性充血与大量液体渗出,造成局部水肿的损害。其发生与消退均很迅速,伴有剧烈瘙痒。同时可有发热、腹痛、腹泻或胸闷等全身症状,严重者血压可降低甚至发生昏厥和休克,须及时处理,而大多数患者只有发痒的风疹块而无其他症状。常见的类型有急性荨麻疹、慢性荨麻疹、血管性水肿、人工性荨麻疹、日光性荨麻疹、寒冷性荨麻疹、胆碱能性荨麻疹等。

沪上中医名家养生保健指南丛书

一、常见类型

1. 急性荨麻疹

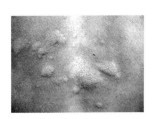

图 30　荨麻疹

急性荨麻疹起病较急,皮损常突然发生,为限局性红色大小不等的风团,皮损大多持续 30 分钟至数小时自然消退,自觉剧烈瘙痒、灼热感,部位不定,可泛发全身或局限于某部。常是急性发作,可伴高热,严重者血压下降甚至休克,应积极治疗。病程 1～2 周(图 30)。

2. 慢性荨麻疹

风团反复发生,病程大于 6 周,常经年累月不愈,时轻时重,如晨起或临睡前加重,有的无一定规律,全身症状一般较轻,大多数患者找不到病因。病情轻重与发病情况也可因人而异,有很大区别。有时可并发人工荨麻疹。

3. 血管性水肿

表现为单个或多个突发的皮肤局限性肿块,边界不清楚。常无痒感,即使有也很轻微,或仅有轻度烧灼及不适感。皮肤颜色正常或轻度发红或稍带苍白,触之有弹性发胀的感觉,持续数小时到数天而自行消退。常发生于眼睑、口唇、耳垂、外阴(包皮为最常见部位)等组织较疏松的部位,或口腔、舌,若发生于喉部黏膜或咽喉部可引起呼吸困难,甚至窒息导致死亡(图 31)。

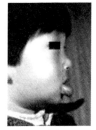

图 31　血管性水肿

4. 人工性荨麻疹

又称皮肤划痕症,用指甲或钝器划皮肤时,即发生与划痕相一致的条状隆起,不久消退,伴有瘙痒。可单独发生或与荨麻疹

伴发。可发生于任何年龄。常无明显
的发病原因(图 32)。

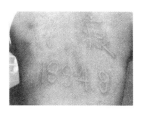

图 32　皮肤划痕症

5. 寒冷性荨麻疹

有获得性和家族性两种。家族性
寒冷性荨麻疹为常染色体显性遗传,一
般暴露于冷空气或冷水中 0.5~4 小时
后发疹;获得性寒冷性荨麻疹可能为自体免疫性变态反应,对冷
过敏,大多属特发性,约 1/3 有遗传过敏史。

6. 日光性荨麻疹

主要表现为皮肤暴露于日光数秒至数分钟后,局部迅速出现
瘙痒、红斑及风团、血管性水肿,持续 1~2 小时。以女性多发。

7. 胆碱能性荨麻疹

多见于青年人,当受热、摄入热的食物或饮料,或在运动后,
精神紧张、情绪激动时,增热的血流刺激大脑体温调节中枢,兴
奋胆碱能性神经并释放乙酰胆碱,如果对这种化学物质过敏,可
以出现变态(过敏)反应。临床最大特点是风团损害很小,为
1~3 毫米,周边绕以红晕,疏散分布,不相融合,奇痒无比,消退
十分迅速。

二　常见病因

引起荨麻疹的因素甚多,病因较复杂,约 3/4 患者找不到原
因,尤其是慢性荨麻疹。西医认为,常见的发病原因如下。

1) 食物　如鱼、虾、蛋类、奶类最常见,其次是肉类和某些
植物性食品,如草莓、可可、番茄。另外食物添加剂,如色素、调
味剂、防腐剂也能引起荨麻疹。

2) 药物　常见的有青霉素、血清、疫苗、磺胺、阿司匹林、吗
啡、可待因、奎宁等。

3) 感染　各种感染因素均可引起本病。最常见的是引起
上感的病毒和金黄色葡萄球菌,其次是肝炎、传染性单核细胞增

沪上中医名家养生保健指南丛书

多症和柯萨奇病毒等;寄生虫感染也可诱发荨麻疹。

4）吸入物 花粉、灰尘、动物皮屑、烟雾、羽毛、真菌孢子、挥发性化学品(如甲醛、丙烯醛、除虫菊、化妆品等)和其他经空气传播的过敏原等。

5）物理因素 如冷、热、日光、摩擦及压力等物理和机械性刺激。

6）动物及植物因素 如昆虫叮咬、毒毛刺入(如毛虫、甲虫及飞蛾的毛鳞刺入皮肤)以及接触荨麻、羊毛等。

7）精神因素 精神紧张或兴奋、运动后引起乙酰胆碱释放。

8）遗传因素 某些类型荨麻疹与遗传有关,如家族性寒冷性荨麻疹、遗传性家族性荨麻疹综合征等。

9）内脏和全身性疾病 如风湿热、类风湿关节炎、系统性红斑狼疮、恶性肿瘤、甲状腺功能亢进、高脂血症、内分泌改变(如月经、妊娠、绝经)、传染性单核细胞增多症以及慢性疾病,如胆囊炎、肾炎、糖尿病等。

荨麻疹,属于中医学"瘾疹"的范畴,在《黄帝内经·素问》中即有论述,而隋代·巢元方《诸病源候论》论述了发病原因:"邪气客于皮肤,复逢风寒相折,则起风瘙瘾疹"。瘾疹的成因,一为具有阴血不足,风气内动的内在基础;二为外感风寒、风热之邪或饮食不节,情志不畅等外在因素而诱发。急性者多因汗出当风,营卫失和,风邪郁于腠理而发病;或因先天禀性不耐,进食荤腥发物,导致湿滞肠胃,引动内风所致;慢性者则多因情志不遂,肝郁化热,伤及阴液或慢性疾病耗伤气血或冲任失调,加之风邪外袭,以致内不得疏泄,外不得透达,郁于腠理而发生瘾疹。

 【养生指导】

 发病前预防

1. 积极治疗原发性疾病

应积极治疗如急性扁桃体炎、胆囊炎、病毒性肝炎、阑尾炎、肠道蛔虫病等原发性疾病，以清除致敏病灶。

2. 保持生活规律

很多慢性荨麻疹患者在发病前都有工作压力大、长期熬夜等诱因；有些荨麻疹患者在疲劳或睡眠不足的情况下，皮疹可能加重。因此，保持工作生活张弛有度，起居有常可避免荨麻疹发生或减轻其症状。

3. 适时佩戴口罩

对于出游者来说，预防荨麻疹最好是适时地戴上一个口罩，过滤空气中的不良致病粉尘，可以让荨麻疹的发生率大大降低。尤其是到野外或者农村，花粉和动物羽毛比较多的地方，更应该引起足够的注意。

二 发病后养护

1. 尽可能找到致敏原

到正规医院做一下过敏原检测，明确自己会对哪些东西过敏，在生活中有针对性地避免。如检测不能明确，可在生活中多留心观察并仔细分析每次发疹可能的诱因，加以记录，逐个筛查，对可疑致敏原应尽量避免。如因冷热刺激而复发者，不应过分回避，相反应该逐步接触，逐渐延长冷热刺激的时间，以求适应。

2. 饮食清淡，戒除烟酒

避免刺激及易致敏食物，并戒除烟酒，保持大便通畅。室内禁止放花卉及喷洒杀虫剂，防止花粉及化学物质再次致敏。

3. 服药后避免高空作业

使用抗组胺药物后易出现嗜睡、眩晕，甚至轻度幻视等，应向患者交代清楚，并告诫患者服药期间避免高空作业、驾车外出等。对老年病人及有心血管疾病的患者，可采取睡前服药法，以减少意外情况的发生。

4. 保持安静,避免刺激

应尽量避免搔抓,以免引起皮损增加,瘙痒加剧。原因是对局部进行搔抓时,会引起局部的温度升高,使血液释放出更多的组胺(过敏原),反而会使皮疹更加严重。

5. 中医药治疗

瘾疹,病因明确者、急性者,多易治愈;若失治误治,迁延日久,耗气伤阴,转变成慢性则缠绵难愈。中医治疗瘾疹是针对不同证候采用不同的治疗原则,选用相应的药物。如对于风寒束表者,采用祛风散寒、调和营卫的治则;风热犯表者,采用辛凉解表、疏风清热的治则;脾胃湿热者,采用健脾和胃、化湿导滞的治则;冲任失调者,采用调摄冲任、活血祛风的治则等。以下一些中药外洗对瘾疹有止痒的功效。

1) 香樟木 100 克水煎后,熏洗或坐浴,可很快止痒。

2) 苦参 50 克,藿草 100 克,水煎熏洗,可缓解皮肤瘙痒。

6. 应急准备

对出现过敏性休克或喉头水肿的患者,应在家中备好异丙嗪(非那根)、氧气、皮质类固醇激素等,以便抢救,并密切观察病情变化,随时准备送往医院抢救。

➕【医患对话】

1. 得了"风疹块"能吹风吗?

民间之所以称"风疹块"是因为它发生迅速,消退也快,来去都像一阵风一样。很多患者在发病时也有受了风冷会不舒服的感觉,这是因为气血营卫不和所致。所以生了"风疹块"应适当避免吹风,尤其是寒冷性荨麻疹更需要避风保暖。

2. 荨麻疹除了发生在皮肤上以外,还会生在其他部位吗?都会有哪些相应的症状呢?

荨麻疹如果发生在皮肤上,会引起剧烈瘙痒;发生在眼睑、口唇、耳垂、包皮等组织较疏松的部位,可引起明显的肿胀;发生在口腔、舌，则可引起口齿不清；若发生于喉部黏膜或咽峡，引起呼吸困难或窒息，严重者可危及生命；若发生在胃肠道，则引起剧烈的腹痛、腹泻。

3. 荨麻疹在什么情况下需要看急诊呢？

患者皮肤上有红斑、风团或有荨麻疹病史，同时突然出现腹痛、腹泻或呼吸困难时，以及感觉头晕、冷汗、视物模糊时都必须立刻看急诊。

第九节 银 屑 病

小刘 24 岁，生银屑病已经有 10 年了。这 10 年来，父母带他到处寻医问药，听说哪里有偏方，哪里可以把这个毛病根治，无论多远，父母都会带他去看，一心要把这个毛病治好。但是 10 年下来，毛病非但没有治好，反而越来越重，父母很是着急。

1. 家里没有家族史，小刘怎么会生这个病呢？

2. 为什么积极治疗反而会加重呢？

3. 银屑病能治愈吗？

【疾病概况】

银屑病是一种常见的慢性炎症性皮肤病。多种激发因素，如创伤、感染、内分泌、代谢、药物等，都可能在易感个体中诱发该病。典型的皮肤表现是，边界清楚的覆盖有多层疏松的银白色鳞屑的红斑。银屑病分为 4 种类型，即寻常型、关节型、脓疱型和红皮病型。

寻常型银屑病，是临床最多见的一型，占银屑病患者的 95％以上。皮损初期为红色丘疹或斑丘疹，粟粒至绿豆大小，以后可逐渐扩大融合成红色斑片，境界清楚，基底浸润明显，皮损表面覆有多层银白色鳞屑，易刮除。去除表面鳞屑可见一层淡红色发亮薄膜，再刮除薄膜，出现筛状小出血点，称为"点状

沪上中医名家养生保健指南丛书

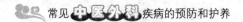

出血现象"。白色鳞屑、发亮薄膜和点状出血是本病的临床特征。

关节型银屑病,患者除银屑病的皮肤表现外,还伴有关节损害。其关节症状与皮肤症状同时加重或减轻。患者一般先有皮疹,而后出现关节症状。任何关节均可受累,包括肘膝的大关节,也可以是指(趾)间的小关节。脊柱关节及骶髂关节等同样可被侵犯。并可有关节肿胀和疼痛,活动受限,亦可发生畸形,类似风湿性关节炎的表现。骨质可有破坏性的改变而成残毁畸形,称为毁形性关节炎型银屑病,部分病例 X 线摄片检查可有类风湿关节炎改变,但类风湿因子检查阴性。

脓疱型银屑病,在临床上较少见,约占银屑病患者的0.77%。一般可分为泛发性脓疱型和掌跖脓疱型 2 种。①泛发性脓疱型银屑病:常在治疗不当、外用药刺激或激素撤减过快等因素的促发下发病。急性发病,皮损多在寻常型银屑病的基本损害上或周围出现粟粒大黄色浅表性小脓疱,以四肢屈侧及皱褶部位多见。严重者可见全身出现密集脓疱,脓疱融合成脓湖,全身皮肤发红肿胀,可伴有发热、关节肿痛、全身不适等。②掌跖脓疱型银屑病:皮损仅见于掌跖部,在红斑基础上出现密集的粟粒大小脓疱,疱壁不易破裂,2 周左右疱干结痂、脱皮。脓疱反复发生,皮损可渐向周围扩散至掌跖背侧。

红皮型银屑病,又称银屑病性剥脱性皮炎,约占银屑病患者的 1%。临床病情较重,多由寻常型银屑病在进行期外用药刺激或治疗不当而引起。临床表现为剥脱性皮炎,多见全身皮肤弥漫潮红、肿胀、大量麸糠样脱屑、掌跖角化、甲增厚甚至脱落。此时寻常型银屑病的特征往往消失,但愈后可见有小片寻常型银屑病的皮损。患者常伴有发热、畏寒、头痛不适等症状,全身浅表淋巴结肿大。

银屑病,中医学称为"白疕",又有"松皮癣"、"干癣"等病名,如隋·《诸病源候论》中称"干癣",如"干癣,但有匡部,皮枯索痒,搔之白屑出是也"。清·《医宗金鉴》不但描述了白疕的皮损特征,而且指出了其病机:"白疕之形如疹疥,色白而痒多不快。固由风邪客肌肤,亦由血燥难荣外"。本病内因多由七情所伤、饮食不节;外因多为风、热、湿诸邪客于肌肤。银屑病有血热、血虚、血瘀、血燥之分,病机一般可归纳为以下几个方面。

热:过食鱼腥、厚味、辛辣之品,致脾失健运,郁滞蕴热,或因情志不舒,气机壅滞,郁久化火,毒热蕴伏营血而发于肌表。

瘀:风、热、湿诸邪客于肌肤,或久病成瘀,以致经脉阻滞,气血凝结,肌肤失养而发为此病。

虚:病久或肝肾不足,阴血亏损,化燥生风,肌肤失于濡养。

证候有异,虚实有别,也常可风湿、湿热、热毒杂至,相兼为病,是谓内外因均可导致此病的发生。

【养生指导】

一、发病前预防

1. 保持乐观情绪

据统计,银屑病患者75%以上伴有急躁、激动、易怒的不良情绪。很多患者因精神刺激而发病或加重,也有的患者因心情开朗而自愈。

2. 坚持锻炼

适当的休息及运动,锻炼体魄,减少上呼吸道感染等感染性疾病的发生,以减少银屑病发生或加重。

3. 养成良好的饮食习惯

饮食宜清淡,避免辛辣刺激,避免酗酒。

4. 清除病灶

积极治疗慢性病灶,如慢性扁桃体炎、慢性咽炎等,正确处理感染伤口及炎症。

沪上中医名家养生保健指南丛书

二、发病后养护

1. 切忌"病急乱投医"

就目前的医学水平而言,银屑病尚无法根治。银屑病治疗的目的在于控制病情,延缓皮损向全身发展的进程,减轻红斑、鳞屑、局部斑片增厚等症状,稳定病情,避免复发,提高患者生活质量。治疗过程中应遵循以下治疗原则。

1) 正规　强调使用目前皮肤科学界公认的治疗药物和方法。

2) 安全　各种治疗方法均应以确保患者的安全为第一要务,不能为追求近期疗效而产生严重不良反应。不应使患者在无医生指导的情况下,长期应用对其健康有害的方法。

3) 个体化　在选择治疗方案时,要全面考虑银屑病患者的病情、需求、耐受度、经济承受能力、既往治疗史及药物的不良反应等,综合、合理地选择制订治疗方案。

2. 适寒温,增强环境适应性

注意衣物的增减及室温的调节,避免过冷、过热或气候突然变化伤及身体;增强机体对外界气候变化的适应能力,如适当的室外活动、游泳、日光浴、冷水浴等,加强银屑病患者身体的调节功能。

3. 适时用药、顺应自然

鉴于西医治疗的局限性和药物的不良反应,人们逐渐认识到,中医在治疗银屑病方面具有独特的优势。比如用药时按血热、血瘀、血虚、血燥的不同证候,进行辨证治疗。从整体考虑,力求天人相应,内外合一,使治疗用药达到最好的效果。此外在用药方面还重视顺应季节气候的变化。明代医家吴琨说:"岁气有偏,人病因之,用药必明乎岁气"。

4. 适当忌口

忌酒,忌牛羊肉,忌辛辣、火锅、烧烤等热性、刺激性食物。

5. 治疗慢性病灶

溶血性链球菌感染是本病的一大诱发因素,尽可能避免感冒、扁桃体炎、咽炎的发生。一旦发生应积极对症治疗,以免加重银屑病。经常因扁桃体化脓而诱发本病或加重病情的,可根据具体情况决定是否摘除扁桃体。

6. 调摄精神

消除精神紧张、焦虑等不良情绪,避免过于疲劳,注意休息。

7. 避免外伤

防止搔抓及强力刺激,以免产生新的皮损。

8. 巩固治疗

银屑病临床暂时痊愈后,其免疫功能、微循环、新陈代谢仍未完全恢复正常,一般需要2～3个月后才能复原。所以在临床痊愈,即外表皮损完全消退后,应再继续服用2～3个疗程药物进行巩固,使治疗更彻底,减少复发。

【医患对话】

1. 银屑病能根治吗?

银屑病的自然特点是反复发作与缓解相交替。迄今为止,世界各国做了大量的研究工作,目前银屑病的病因还没有完全弄清楚,所以要"根治"也就很困难。所谓"根治",永不复发的特效药目前都是没有经受事实考验的。从另一层意思来讲,银屑病不仅不能根治,而且有可能由于用药不当,胡乱用药,跟着广告走,甚至用一些对身体有不良影响的药物,虽然暂时可能取得一定的疗效,但停药后病情复发,有时比治疗之前还要严重。所以,银屑病患者应及早到正规医院接受治疗(图33)。

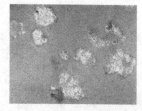

图33　寻常型银屑病

虽然银屑病暂时还不能根治,但也不能说它是"不治之症",只是说银屑病不能"断根",会反复发作。在临床上经一定的治疗后,达到临床治愈和控制病情的发展,目前还是有很多方法的。

2. 银屑病有传染性吗? 会遗传吗?

银屑病不是由微生物(如细菌、病毒或真菌等)直接引起的,不是传染病,所以不会传染给他人。但它有一定的遗传性,在一个家族中出现数人同时发生银屑病,只能由遗传因素来解释。

国外报道30%左右的银屑病患者有家族史,国内资料为10%~17%。关于遗传方式,一般认为是多基因遗传伴有不完全外显率。另外,银屑病发病与种族可能也有一定关系,据报道黑种人发病率低。

3. 哪些因素会诱发银屑病或使其加重呢? 加重银屑病病情的药物有哪些?

药物、感染、季节变化、环境变化、妊娠、分娩、饮食、疲劳、精神创伤或手术等均可能诱发或加重银屑病。

另外,一些药物可使原有的银屑病病情加重,或诱发有或无银屑病家族史的人突发银屑病。常见药物如下。①抗疟药:氯喹和羟氯喹是公认加剧或诱发银屑病的经典药物;②心血管病药物:如血管紧张素转换酶抑制剂、β-肾上腺素受体阻滞剂、钙通道阻滞剂;③精神类药物:如锂剂;④非甾体类抗炎药:如阿司匹林、双氯芬酸、安乃近、吲哚美辛等;⑤抗生素类:如四环素类药;⑥降糖药;⑦干扰素等。

不恰当的治疗也会使银屑病加重或转为其他特殊类型,比如寻常型银屑病患者在长期大量服用糖皮质激素后骤然停药或减药不当,或外用刺激性较强的药物,均可能使寻常型银屑病转变为红皮病型银屑病或脓疱型银屑病。

4. 吸烟对银屑病有影响吗?

有研究表明,银屑病患者的吸烟率高于普通人群,因此认为吸烟是银屑病发病的危险因素;此外,吸烟量与银屑病的严重程度呈正相关,而且吸烟史的长短也与银屑病的严重程度相关,这可能与经常吸烟易引发咽部感染、支气管炎有关。通常认为咽炎、支气管炎正是引发银屑病加重或者复发的一大诱因。吸烟还可能导致免疫力下降,进而诱发银屑病。

另外,吸烟对不同性别的银屑病患者的影响程度也是不一样的,对女性的影响大于男性。

因此,我们建议,银屑病患者尽量避免吸烟和吸二手烟这些不利因素,以利于银屑病的控制和病情的恢复。

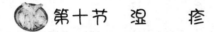

第十节　湿　疹

琪琪是个聪明可爱的男孩子,刚刚成为一名小学生。可是,开学不久,琪琪妈妈就接到各科老师的电话,说他上课注意力不集中,总是抓耳挠腮,全身动个不停。琪琪妈妈只好一遍又一遍地解释:琪琪从小就有湿疹,因为皮肤痒,所以总在不停地抓。但是,这样下去会影响琪琪的学习,这可如何是好呢?

1. 琪琪的湿疹也治了好久了,但总是时好时坏,断不了根,这是为什么呢?

2. 生活中需要注意些什么才能减少湿疹的发作?

✚【疾病概况】

湿疹是一种常见的过敏性皮肤病,多种内外因素均可引起它的发生或加重,临床表现具有对称性、渗出性、多形性、瘙痒性和复发性等特点。可以发生于任何年龄、任何部位、任何季节,但常在季节交替时复发或加剧,病程慢性。湿疹临床症状变化多端,根据发病过程中的皮损表现不同,分为急性、亚急性和慢性3种类型。

1) 急性湿疹　损害呈多形性,初期为红斑,自觉灼热、瘙

沪上中医名家养生保健指南丛书

痒,继之在红斑上出现散在或密集的丘疹或小水疱,搔抓或摩擦之后,形成糜烂面,伴有渗出。

2)亚急性湿疹 急性湿疹症状减轻后,皮疹以丘疹、鳞屑、结痂为主,但搔抓后仍出现糜烂。

3)慢性湿疹 由急性、亚急性湿疹反复发作不愈演变而来,或是开始时即呈现慢性特征。常以局限于某一相同部位经久不愈为特点,表现为皮肤逐渐增厚,皮纹加深,皮肤粗糙,色素沉着等。主要自觉症状是剧烈瘙痒。

近年来湿疹的发病呈上升趋势,这可能与气候环境变化,大量化学制品在生活中的应用,精神紧张,生活节奏加快,饮食结构改变有关。

湿疹,相当于中医学"湿疮"的范畴。《诸病源候论》又谓"浸淫疮","浸淫疮是心家有热,发于肌肤,初生甚小,先痒后痛而成疮,汁出浸渍肌肉,浸淫成阔,乃遍体"。又根据其发病部位不同而名称各异,如生于肘窝或腘窝部称"四弯风",生于阴囊即为"绣球风",生于耳周的叫"旋耳疮",婴儿湿疹俗称"奶癣"等等,名称不下 10 余种。中医学认为湿疮发病大体有 3 个原因,一是素体禀赋不耐,风、湿、热邪客于肌肤所致;二是饮食不节,过食辛辣、鱼腥动风之品,或嗜酒伤及脾胃,脾失健运,湿热内生,复感风湿热邪,内外合邪,两邪相搏,浸淫肌肤而发;三是素体虚弱,脾为湿困,肌肤失养,或湿热蕴久,耗伤阴血,血虚风燥,肌肤失养所致。

【养生指导】

一、发病前预防

1. 穿棉质衣服

棉质的衣服比较柔软,不会刺激皮肤引起皮肤瘙痒。应避免穿紧身衣物以及化纤合成衣料制作的内衣,这些衣物不但黏着身体,而且可能导致皮肤发痒。

2. 避免快速的温度变化

快速的温度变化可能是引起湿疹的原因。冬季从热乎乎的屋内踏入冰冷的户外,或从冷气房中进入热水浴,都可能引发皮肤病。

3. 提防干燥的空气

干燥的空气会加重皮炎,因此保持室内空气的湿度应该是患者及其家人首先考虑的事项。尤其当冬天室内使用暖气时,应配置空气加湿器,而且每一个房间都应该有一个。

4. 将衣物漂洗干净

洗衣服时,应用水将衣物上残留的肥皂或洗衣粉漂洗干净,以免刺激皮肤引发皮肤过敏。

5. 尽可能避免各种可疑致病因素

湿疹可能的致病因素有很多种,如热水洗烫、过多使用肥皂、用力搔抓及外用药等。生活上注意避免精神紧张、过度劳累;食物中勿食辣椒、鱼、虾、蟹或浓茶、咖啡、酒类;衣被不宜用毛及化纤等制品;平时保持大便通畅,睡眠充足,冬季注意皮肤清洁及润泽。这些都可避免或减少湿疹的发生或复发。

二、发病后养护

1. 中医药治疗

中医治疗湿疹的方法甚多,亦十分有效,内治采用疏风、清热、利湿、解毒、止痒的方法治疗风湿热邪壅盛的急性湿疹;采用健脾利湿,养血润燥,祛风止痒的方法治疗脾虚湿蕴的亚急性湿疹或血虚风燥的慢性湿疹。另外,还应用中药搽剂、洗剂、散剂、膏剂外治,对奶癣、四弯风、绣球风等,均有良好疗效。

2. 避免搔抓刺激

湿疹患者应养成良好的生活习惯,尽量避免刺激的发生,无论是外界刺激还是局部刺激,不抓、不用力揩擦患处。要特别注

沪上中医名家养生保健指南丛书

意婴儿湿疹的护理,如可给婴儿剪短指甲或者戴上手套以免婴儿因瘙痒而搔抓。清洗患处时,动作要轻揉,不要强行剥离皮屑,以免造成局部感染,延长病程。

3. 避免热水肥皂洗烫

沐浴以温水为好,秋冬季节每周 1～2 次,夏季可每日洗澡,但应避免使用去脂作用强的肥皂。人体皮肤分泌的皮脂,是皮肤屏障的组成部分,有保护和滋润皮肤的作用。湿疹患者皮肤的屏障功能已经受损,如果再进一步用热水肥皂洗烫,虽可暂时止痒,但从远期来看,一则会刺激皮损加重,再者会过多的清除皮脂,造成皮肤屏障功能的进一步损伤,使皮肤更加干燥,从而加重湿疹。

4. 做好皮肤保湿

保持皮肤滋润对湿疹患者非常重要。做好保湿工作,能增强皮肤的屏障功能,还可以让皮肤恢复柔软和光滑,减少瘙痒和摩擦。保湿用品可选用不含香精成分的乳液、乳霜。洗完澡后,应尽快搽保湿用品。

5. 饮食清淡

湿疹患者的食物应以清淡为主,以保持正常的消化和吸收能力,大便应日日通畅。儿童患者应少吃零食,避免食品添加剂所导致的过敏。常用一些健脾除湿的药膳,如冬瓜莲子汤、绿豆赤小豆汤等,对湿疹有较好的预防作用。河产品如莲子、藕、荷叶、菱角等,对皮肤亦有好处。

6. 不乱用激素

在用药之前应了解一些药物的毒性和不良反应,不要不明不白地乱用药,尤其是糖皮质激素应在专科医生指导下应用。每用一种新药时,一定要向医生咨询清楚再用。

7. 尽可能查找病因

在治疗湿疹的同时,应尽可能寻找过敏原,避免再刺激,去除病灶,治疗全身慢性疾患,如消化不良、肠寄生虫病、糖尿病、精神神经异常、小腿静脉曲张等。家里不养宠物,如鸟、猫、狗等。室内要通风,不要在室内吸烟,室内不要放地毯。打扫卫生最好是湿擦,避免扬尘,或用吸尘器处理家里灰尘多的地方,如窗帘、框架等物品。

总之,湿疹最忌4个字:烫、抓、洗、馋。湿疹很怕刺激,即使再痒,也不能用热水烫洗和搔抓,否则只会加重病情。有渗液的部位尽量少洗,宜保持干燥,并避免或少接触化学洗涤用品。湿疹患者还要管住嘴,虽然没必要什么都忌,但要自己注意观察,凡会引发或加重湿疹的食物一定不要贪嘴。此外,就是要调节生活,放松心态。有些患者饮食起居调养好了,休息好了,心情放松了,不太在意它了,湿疹竟自然好了(图34)。

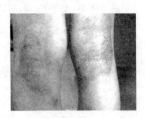

图34 湿疹

🏥【医患对话】

1. "奶癣是吃奶引起的,不吃奶了自然会好",这种说法对吗?

吃奶期的婴儿患了皮肤病,在面部,特别是两颊和前额部发生潮红斑片,伴有粟粒大小丘疹、丘疱疹,因剧痒搔抓、摩擦而致糜烂、渗液、出血等,以后向邻近部位发展。这就是人们常说的奶癣。不少人认为,这是婴儿吃奶引起的,停止喂奶可使奶癣好转,不必求医治疗,结果不但影响了婴儿的健康成长,而且由于奶癣没得到及时、正确的治疗,导致皮肤损害加重、病程延长等。

事实上,奶癣又称婴儿湿疹,并不是由吃奶引起的。患儿具有过敏性体质,加上接触屋尘(螨)、动物羽毛、真菌、花粉等,以及气候突变、感染等导致发病,常反复发作,病情时轻时重。瘙痒是本病的突出症状,因此止痒是治疗的重要环节。一般可选用中药内服、中药药膏外用,也可配合抗组胺药内服,局部涂些弱效的激素药膏。

此外,精心护理及合理喂养也是极为重要的。研究发现,湿疹的婴儿在上小学后大多可以痊愈,仅1.42%仍在发病,因此家长不必过分担心。

2. 为什么小孩子容易发生湿疹?

孩子正处于生长发育期,其肠道黏膜保护功能尚不健全,食品中如牛奶、鸡蛋、坚果、鱼肉等均可能引起过敏。小儿呼吸道黏膜保护功能也还不健全,吸入空气中的化学性粉尘、气雾、真菌孢子、花粉、植物挥发物、尘螨、动物皮毛碎屑等也可能引起过敏。衣物、日用品等也是引起湿疹的原因,如羊毛织品、羊毛绒的被子、装有动物毛绒的枕头、衣物上的染料等。这也是近年来湿疹的发病率增高的原因之一。此外,有些小儿湿疹则与遗传因素有关,患儿家族中往往有哮喘、过敏性鼻炎、特应性皮炎等患者。当小儿出现消化不良、喂养过度、大便干结、腹泻等时,也可能诱发本病。

3. 热敷或热水洗烫是有效的止痒办法吗?

湿疹患者往往有这样的体会,当皮疹奇痒难忍时,用热水洗澡或热敷患处,痒的部位会马上觉得舒适许多。但是,这种舒适的感觉是暂时性的,之后患处反而会越来越痒。这是因为热水或皂液把身体表面具有保护作用的皮脂洗脱,造成皮肤干燥,而末梢神经敏感与兴奋,出现瘙痒的现象。因此,越用热水洗澡,皮肤就越干燥,湿疹的情况就会更严重。

湿疹在急性期,皮损本身就有表皮毛细血管扩张、充血水肿等病理变化,如再用热水烫洗,则会加重皮肤损害和局部毛细血管扩张、充血水肿,可能造成皮肤糜烂、流水、继发感染,甚至还会因热水烫洗而造成更严重的红皮病。

4. 湿疹患者往往觉得在空调房间里很凉爽舒适,皮肤瘙痒程度也减轻很多。那么如果一直在空调房间里是不是有利于湿疹的痊愈呢?

空调房间往往比较干燥,皮肤难以分泌保护皮肤的皮脂,造成皮肤干燥而瘙痒,反而不利于湿疹的恢复。湿疹患者如长期待在空调房间,可在室内放一盆水或使用喷雾剂保持环境湿润,这样做对患者会稍有帮助。

第五章
常见周围血管病

 第一节 下肢静脉曲张综合征

当陈先生挽起裤脚露出双腿的时候,医生也吃了一惊,这个30多岁的小伙子拥有的竟像是七、八十岁老人的小腿。他双侧小腿肤色瘀暗,皮肤脱屑,散在抓痕,左足内踝还有一个疮口。医生仔细询问了他的病史,原来小伙子长期在一家快餐店工作,工作时需要长时间站立,而且小伙子的父亲也有类似的病症。

以上的案例就是我们这里要介绍的"下肢静脉曲张综合征"。

【疾病概况】

下肢静脉曲张综合征主要表现为下肢浅静脉系统处于怒张、蜿蜒、曲张状态,好像爬行的"蚯蚓"。早期少有症状,少数患者多在走路时下肢酸胀不适,有时晚间足踝有轻度水肿。下肢静脉曲张长期静脉瘀血会引起皮肤营养性变化,出现色素沉着、皮肤脱屑、瘙痒,搔抓或外伤破损后形成经久不愈的溃疡(俗称"老烂腿"等),有时也继发湿疹或出血。这一系列的变化统称下肢静脉曲张综合征。少数小腿慢性溃疡疮口缠绵多年不愈,日久疮口呈菜花状,可转变成皮肤癌。

下肢静脉曲张综合征的病因是由于先天性静脉壁薄弱,浅静脉、深静脉、深浅静脉交通支瓣膜功能不全,以及肥胖、妊娠、

沪上中医名家养生保健指南丛书

腹腔肿瘤、负重久站久立等引起下肢静脉瓣膜功能不全、下肢浅静脉内压力持久升高所致。下肢静脉瓣膜就像一个单向的阀门，正常状态下，它只允许血液从远端流向近端，严防倒流，如果下肢静脉瓣膜受损了，它就会出现松弛、伸长、下垂或关闭不全等现象，于是原本单向开放的功能不能完成，血液出现倒流，导致静脉压力升高，血液淤积扩张，并出现小腿皮肤暗滞、湿疹、溃疡等。

中医学将下肢静脉曲张综合征归入"筋瘤"、"臁疮腿"、"裙边疮"、"老烂腿"等范畴。病因是由湿热下注、瘀血凝滞脉络所致；或因久站久立或负担重物，劳累耗伤气血，中气下陷，络脉失畅，致下肢经脉瘀滞不和，加之湿热之邪下迫，气滞血瘀而成，局部皮肤搔抓、碰伤、虫咬、烫伤、湿疹等可诱发本病。

✚【养生指导】

一、发病前预防

1. 促进下肢静脉回流

下肢静脉曲张多发生于长时间站立工作或体力劳动者，故应避免久站久立、负重行走。对于必须长期站立工作者，如医生、护士、售货员等，在持续站立或行走工作时，要用弹力绷带或

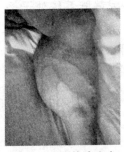

弹力袜保护。这种弹力袜，在脚踝部有很高的支撑力，然后顺着脚部向上递减，有减压功能，可以促进下肢静脉的血液回流，改善长期站立给下肢静脉瓣膜带来的压力。最好在晨起时穿弹力袜，这时候腿部的肿胀最轻，腿围也最小。睡寐时不必穿弹力袜，可在腿肚处置枕抬高患腿，有利于下肢静脉回流（图35）。

图 35　下肢静脉曲张

2. 适当体育锻炼

血液循环不畅是下肢静脉曲张的重要致病因素。患者直经

常活动下肢,以利血液流畅。切忌下肢活动过少或下肢长时间下垂不动。尤其有家族史的人,要在儿童期和青春期就加强下肢肌肉体育锻炼,防止发病。

此外,想要预防下肢静脉曲张,还可做些腿部的活动锻炼,比如双腿上下摆动、蹬腿、夹腿等,并且在久站后,按摩腿部也可有舒缓的效果。

跑步、快速步行、四肢爬行等运动,亦有助于小腿肌肉锻炼,可防止小腿静脉曲张。如果能坚持每日跑步或快速步行2~4次,每次 15 分钟,可以有效预防静脉曲张。爬行运动不仅对预防下肢静脉曲张有益,对上肢、脊柱、腰、腿、心脏功能都有帮助。爬行运动要循序渐进,距离由短到长,速度由慢到快,还要注意时间的安排,不要在饭前饭后爬,以免影响消化。

3. 饮食调养

饮食宜清淡且富有营养,多吃新鲜蔬菜、水果等,可选食山楂、油菜、赤豆等活血之品,适当选食牛肉、羊肉、鸡肉等温补脾肾的食物,有助于温养肌肉、温通经络。

4. 保健按摩

女性特殊时期宜常按摩:妇女经期和孕期等特殊时期要给予腿部特殊的关照,要经常按摩腿部,帮助血液循环,避免静脉曲张。

5. 减轻腹压

肥胖者要积极减肥。肥胖虽不是静脉曲张的直接原因,但过重的分量压在腿上可能会造成腿部静脉血流回流不畅,使静脉扩张加重。便秘者注意保持大便通畅,减轻腹压。

6. 避免外伤搔抓

对于下肢静脉曲张的患者,注意加强浅静脉的保护,防止外伤、搔抓,避免感染引起慢性溃疡(图 36)。

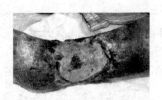

图 36　下肢静脉曲张性溃疡

二　发病后养护

1. 药物法

可根据病情选用补中益气丸、三妙丸、血府逐瘀口服液等中成药。还可请有资质的中医外科医师辨证选用中医汤剂治疗。

2. 外治法

小腿皮肤瘙痒,继发红肿热痛感染者,可选用黄柏、苦参、萆草煎水湿敷或选用金黄膏或青黛膏外敷。

皮肤溃烂,腐肉不脱者,外用九一丹、红油膏。

如果疮面脓水淋漓,气味秽臭,局部分泌物培养提示"铜绿假单胞菌生长",应及早到医院诊治。

小腿皮疹、瘙痒、脱屑、渗出时避免过度搔抓,可选用青黛散外扑,或用 10% 黄柏溶液或 3% 硼酸溶液湿敷,每日 1～2 次,每次 15 分钟。慢性皮炎湿疹阶段可用黄连素冷霜涂敷患处。

3. 注射法

局部浅表性静脉曲张或形成静脉曲张团块的患者,可采用硬化剂注射治疗。这种方法是向曲张静脉内注射硬化剂,使血管内皮细胞发生无菌性炎性改变,曲张静脉发生硬化闭塞,达到治疗目的。注射法可以分多次进行,注射后仍须避免久坐、久立、负重远行,否则仍会复发。

4. 手术法

大隐静脉高位结扎加剥脱术是治疗下肢静脉曲张的经典手

术。而微创及介入治疗是目前发展迅速的治疗下肢静脉曲张的手术方法。此种手术有一定的手术指征,需要专业医师诊查后方可进行。术后同样需要防护,避免复发。

5. 食疗法

饮食宜清淡,宜食富含蛋白质及维生素 C、维生素 E 的食物,如牛奶、瘦肉、蛋类、豆制品、花生、土豆、白菜、芹菜、冬瓜、黄瓜、苹果等,对于下肢静脉曲张综合征形成的慢性溃疡有促进愈合的作用。

饮品方:①赤豆 100 克,薏苡仁 50 克,加少量红糖,煮服代点心。若有炎症感染,可加金银花 15 克。②蒲公英、野菊花、金银花各 15 克,甘草 9 克,薏苡仁 20 克,水煎服。以上饮品有清热利水消肿的作用,有助于下肢轻度水肿的康复。

6. 温灸法

对于疮面脓腐已净,但失于濡养,日久不愈的患者,可用艾叶或温灸药料放在姜片或蒜片上,置溃疡面上用香线点燃,或用陈艾叶作捻子,以桐油或麻油浸润、点火,从周围自外而内照之,照至疮口自觉温暖为度。每日或隔日 1 次,可温通疮面局部经络,改善局部血液循环,促进疮面愈合。使用时需在专业医生指导下进行,防止烧伤。

7. 绑缚法

下肢静脉曲张慢性溃疡,换药后皆须配合绑缚疗法,用绑腿带或医用弹力护腿保护,以促进深静脉回流,改善下肢血液循环,促进溃疡愈合。

8. 治病防变

本病易并发静脉周围炎、血栓性静脉炎、复发性蜂窝织炎。溃疡经年不愈,肉芽高低不平,慎防癌变。应作病理活检,切勿大意。若专科医师拟行活检,切勿拒绝。

✚【医患对话】

1. 患了下肢静脉曲张一定需要手术吗?

临床上常根据患者的不同临床症状选择合适的治疗方法。一般来说,临床表现较轻的患者,可采用保守的治疗方法;症状较重,静脉曲张显著,甚至已有色素沉着,淤血性皮炎的,可采用手术或硬化剂注射治疗。患者下肢静脉曲张严重,活动后下肢沉重、无力、肿胀等明显的,亦是考虑手术治疗的重要指征。

另外,亦有不少患者经医师检查后不能手术的,这是因为患者的浅静脉、深静脉交通支与瓣膜功能发生病变,手术无助于下肢血液的回流,而且还是手术后复发的原因。

2. 为什么下肢静脉曲张手术后容易复发?

下肢静脉曲张术后复发的原因很多,最常见的是静脉瓣膜功能不良、大隐静脉残留、大隐静脉的分支结扎不全、左髂总静脉压迫综合征、下肢深静脉血栓形成后综合征、先天性或后天性下肢动静脉瘘、其他可能引起下肢静脉压力增高的病因的存在等,以及术后防护失当等原因。

第二节 血栓性静脉炎

徐女士今年 47 岁,2012 年 6 月 20 日在某医院做了"子宫及双输卵管切除术加左侧卵巢剥离术"。手术后徐女士一直小心翼翼地卧床休息,可是 2 周后她却发现自己的左腿又肿又痛,摸起来局部发烫,还看到鼓起来的青筋,左腿比右腿足足粗了一大圈。到医院做了下肢静脉 B 超,结果提示:左侧股静脉血栓形成,医师诊断为"血栓性深静脉炎"。徐女士很是不安,心生很多疑问:

1. 什么是血栓性静脉炎?

2. 是否是因为手术不当造成的?

【疾病概况】

血栓性静脉炎是指发生于静脉内腔的炎症,同时伴有血栓形成。一般有浅深之分,徐女士得的就是血栓性深静脉炎。发生的原因可能与妇科手术有关,但医院医师并无责任。

血栓性静脉炎包括血栓性浅静脉炎和血栓性深静脉炎。

血栓性浅静脉炎是体表筋脉发生的炎性血栓性疾病。其临床特点是体表筋脉(静脉)肿胀灼热,红硬压痛,可触及条索状物。主要临床表现是肢体、胸腹壁突然出现网状或柱状的红肿条状物,疼痛而且皮肤温度高。等到疼痛和炎症消退后,在发病部位可扪触及索条状物,质硬,局部皮肤色素沉着,呈棕色或紫褐色。急性的可以出现发热、全身不适等症状。本病多见于青壮年,男女均可发病,以四肢多见(尤其多见于下肢),其次为胸腹部等处。临床常见的类型包括肢体血栓性浅静脉炎、胸腹壁血栓性浅静脉炎、游走性血栓性浅静脉炎。血栓性浅静脉炎的发生与物理性损伤、化学性刺激、下肢静脉曲张及感染、外伤等因素有关。

血栓性深静脉炎是深部静脉血栓形成和炎性病变引起的局部静脉腔不通和血流瘀滞的疾病。其临床特点多有长期卧床、产后、腹部手术史。以下肢多见,有患肢肿胀、疼痛,局部皮肤温度升高和浅静脉怒张四大症状。该病的发病部位以小腿深静脉、股静脉、髂股静脉为最常见,若血栓发生脱落,可并发肺栓塞而危及生命。实验室检查有血流缓慢,静脉回流受阻,有梗阻性改变,血液高凝状态等。本病常见于静脉输液、感染、肢体外伤、产后、手术及慢性病久卧之后。本病的发生与静脉血流缓慢、静脉壁损伤、血液处于高凝状态等三大因素有关。

中医学将血栓性静脉炎归入"恶脉"、"青蛇毒"、"股肿"等范畴。病因为外感六淫邪毒或受外来伤害,包括跌打损伤,或手术、注射医源性损伤等,破坏了气血的正常运行,形成局部的气血凝滞。

➕【养生指导】

一、发病前预防

1. 静脉输液规范

肢体的血栓性浅静脉炎多由于静脉内注射刺激性或高渗性溶液，液体刺激浅静脉内膜，造成静脉壁损伤迅速发生血栓，并有明显的炎症反应。因此，静脉穿刺术或注射时注意严格消毒，以免细菌入侵。

静脉给液浓度不宜太高，刺激性药品可以采用中心静脉给药，减少对周围静脉的刺激。输注浓度较高的补液，亦可在输液前后使用生理盐水滴注，以减轻静脉壁的损伤。

静脉输液时应注意观察有无疼痛，有无红丝，发觉疼痛时应及时呼叫护士。静脉置管不宜时间过长，静脉内长时间置留插管，可使静脉壁遭受损伤，造成血栓。

2. 控制他处感染

积极治疗扁桃体炎、龋齿等感染灶。

下肢静脉曲张造成的浅静脉血栓，是由于静脉壁严重变形，静脉血液淤滞，易受慢性感染，使曲张的静脉遭受缺氧和炎症性损害所致，平时要用弹力绷带保护下肢静脉，避免损伤感染。

3. 日常起居得当

严禁吸烟，要防寒防潮，节制房事，增强体质。

4. 防止外伤损害

手术时避免静脉内膜受损伤。四肢防止外伤损伤静脉，临床上就常遇到下肢外伤后发生下肢浅静脉炎的病例。

5. 主动适度运动

术后或长期卧床的患者，可以在床上垫高下肢或对小腿进行按摩。术后患者尽早下床活动，或穿弹力袜，以促进下肢血液循环。如需卧床，要抬高患肢，主动伸屈踝关节和趾关节，或适当进行被动运动,以加速下肢静脉血液回流。

肥胖而又缺乏劳动锻炼的妇女,如果前胸壁和上臂突然受力,静脉受牵拉损伤内膜,形成血栓,并引起血管壁的炎症反应,会发生胸腹壁血栓性浅静脉炎,因此平时应适度体育活动。

久坐办公室避免跷二郎腿,跷二郎腿的姿势容易引发静脉回流受阻,造成浅静脉曲张而引起静脉炎,故办公室人员工作一段时间后,适度地走动或腿部活动锻炼是有益的。

久坐的办公族可以通过简单的动作锻炼预防下肢深静脉血栓形成。

端坐在椅子上,抬头挺胸,将腿向前伸直,脚后跟着地,然后保持膝关节伸直向上抬,与端坐着的身体保持直角姿势,持续10～20秒,然后缓慢把腿放下。也可在坐着时做膝关节、踝关节的主动屈伸活动。双下肢交替进行,每次做 1～2 分钟,每日做 3～5 次即可。

这个看似简单的动作,能让膝关节、踝关节在不负重的情况下进行锻炼,既不磨损关节,又运动了肌肉,增加下肢的血流量,促进血液回流,同时刺激心肺功能,预防下肢深静脉血栓形成。

同样道理,乘坐飞机 2 小时以上的,亦应适当活动小腿,避免血栓性静脉炎的发生。

6. 预防性用药

通常医师在某些手术前后预防性应用抗凝药物,以防止术后深静脉血栓的发生。多选用小剂量的肝素皮下注射,或静脉输入低分子右旋糖酐,或服用阿司匹林等抑制血小板聚集药物。尤其对于血液高凝状态的患者,手术前后进行预防性用药甚为必要。

二、发病后养护

1. 避免剧烈运动

深静脉血栓形成的患者在发病 4 周内,血栓并不牢固,易发生脱落,可并发肺栓塞而危及生命,故应引起足够的重视。

患血栓性深静脉炎后，前半月应卧床休息，患肢略屈曲抬高，不做剧烈运动，以防血栓脱落引起肺栓塞等并发症。

若出现胸痛、出汗、呼吸困难、发绀、咳嗽、咯血等急性肺栓塞症状，立刻急诊就医。在病房住院的患者应急请医师处理。

2. 内服中药治疗

血栓性静脉炎的中医药治疗在临床上有较好的疗效，中医药在急性期、亚急性期、慢性期有不同的辨证论治，应当请有资质的中医外科医师主治。

轻症的患者可以选用丹参、红花、赤小豆、黄芪、薏苡仁等益气活血通络中药煎服，亦可选择血府逐瘀口服液等中成药治疗。经过治疗，血栓性深静脉炎患者的患肢与健侧对比，不太可能完全恢复成一样粗细，一般周径会增粗2厘米左右。要避免久站、久立、劳累，防止病情迁延反复。

3. 外用中药治疗

血栓性浅静脉炎可外敷金黄膏；还可选用红花9克，蒲公英30克，金银花9克，丝瓜络9克，水煎，趁热熏洗患处，每次15～20分钟，每日1～2次。

血栓性深静脉炎可外敷三七粉、玄明粉、冲和膏等。

4. 选用针灸治疗

针灸治疗血栓性浅静脉炎，能行气活血、通经活络。

取穴位足三里、三阴交，用丹参注射液2～4毫升或维生素$B_1$10毫升，穴位交替注射，每次1穴，每日1次，10次为1个疗程。

取膈俞、中渎两穴，每次每穴用点燃的艾条温灸7分钟，并灸条索状硬结处15分钟，灸至局部皮肤红润为度，每日1次，7次为1个疗程。

5. 促进静脉回流

血栓性深静脉炎慢性期可使用弹力袜或弹力绷带，以促进患肢静脉回流,巩固疗效,防止复发。

➕【医患对话】

李女士,今年42岁,近日出现前胸部条索状物,红肿疼痛,询问医生是否得了带状疱疹? 或是乳腺小叶增生?

前胸部突然出现网状或柱状的红肿条索状物,疼痛而且皮肤温度高,我们需要考虑她是否得了血栓性浅静脉炎。受到女性内衣钢圈的压迫损伤,局部会出现红肿条索状物,疼痛而且皮肤温度高,等到疼痛和炎症消退后,在发病部位可扪触及索条状物,质硬,局部皮肤色素沉着,呈棕色或紫褐色。而带状疱疹在发病的过程中会出现成簇的水疱,疼痛明显,是病毒感染而引起的。乳腺小叶增生的发生,多与月经前工作压力大、情绪低落、内分泌失调等因素有关,乳腺彩超等检查可以初步鉴别。

🥣 第三节　血栓闭塞性脉管炎

李先生今年39岁,去年开始出现右腿沉重、怕冷,行走一段距离后,小腿肚胀痛,必须休息一会儿才能继续行走。李先生并没太在意,认为自己年纪还轻,不会有什么大毛病,多休息就会好了。可是休息了一段时间情况并没有好转,这个冬天以来他的右脚开始疼痛,晚上经常被疼醒。李先生上网查了一下,觉得自己好像得了"脉管炎",而且对照下来自己还有一个重要的致病因素:抽烟。李先生有20年的烟龄,每日要抽2包烟。看到网上说这种疾病到了后期脚趾头会一个一个烂掉,甚至还要截肢。李先生做了两个决定:立刻戒烟、马上治疗。

➕【疾病概况】

根据李先生的病情,可以初步诊断为"血栓闭塞性脉管炎"。

血栓闭塞性脉管炎是一种常见的周围血管病,多发生于青壮年男性,发病年龄<40岁。它的病变部位多在四肢末端,并且以下肢更为多见。

初起时为局部缺血期,患肢表现为沉重、怕冷,皮肤感觉麻木,小腿肌肉有抽搐现象,走路不能耐久,行走一段路后,小腿肚胀痛,必须休息片刻,才能继续行走,这就是间歇性跛行的证候。

手足遇冷后疼痛加剧,或遇冷风、凉水,手指可以出现苍白、发绀的雷诺现象,患肢的相应动脉可以搏动减弱或消失,但在早期全身症状并不明显。随着血管阻塞程度的加重,患肢的间歇性跛行可逐渐加重,疼痛变成持续性,肌肉逐渐萎缩,足背皮肤萎缩,汗毛脱落,趾甲变厚;患肢出现冷痛,晚上疼痛剧烈,难以入睡,抱膝而卧。

如果病变继续发展,可由营养障碍期而发展至坏疽期,此时患肢皮色暗红,像煮熟的红枣,皮肤上起黄疱,后变为黑色,逐渐出现溃烂,趾趾相传,波及足背,溃烂可以深达筋骨,疮口流紫黑血水,疮面暗紫不鲜,气味剧臭,疼痛剧烈,彻夜不得安眠,甚至出现发热等全身症状。部分患者在发病前和发病的过程中可反复出现游走性血栓性浅静脉炎。

现代医学对本病的发病原因尚不清楚,推测与性激素紊乱、自身免疫功能减弱等有关,抽烟、寒冻、外伤等因素可能是重要诱因。

本病可以出现趾节坏死脱落,中医学称为"脱疽"。早在两千年前的内经中就有记载,《灵枢·痈疽》有云:"发于足指,名曰脱痈,其状赤黑,死不治;不赤黑,不死。不衰,急斩之,不则死矣"。本病病因为心阳不足,气血耗伤,血脉运行不畅;饮食失节,思虑伤脾,脾阳不振,气血亏损;肾气虚损而致心肾失调,以致营卫不和,气血凝滞,阻塞经络所致。

【养生指导】

一、发病前预防

1. 严格禁烟

吸烟是脉管炎的重要始动因素之一,综合国内外资料,血栓闭塞性脉管炎患者中吸烟者占 60％～95％。预防血栓闭塞性脉管炎的关键是严格禁烟。

2. 注意保暖

寒冷是本病的重要诱因,避免寒冷、潮湿,注意患肢适当保暖有助于防止病变进一步加重和出现并发症。但也不宜采用患肢局部热敷,以免增加组织氧耗量,造成患肢缺血坏疽。

3. 避免外伤

足趾注意不要被踩伤,修剪指甲时不要剪伤皮肉。穿宽大舒适的鞋袜,可避免局部摩擦和挤伤。由于患趾血供差,血流缓慢,趾甲沟容易感染,所以要注意局部卫生,经常用温水或肥皂清洗。一旦外伤,及时治疗。

二、发病后养护

1. 内服中药

近半个世纪,中医药治疗血栓闭塞性脉管炎在临床上取得明显疗效,在医界有较好的口碑,其治疗原则以活血化瘀通脉为主,早期可加用温经通络中药,中、后期加用清热解毒、补益肝肾的中药治疗,由于治疗有一定的难度,故患者应到中医外科专科医师处诊疗为妥。轻症可选用活血化瘀、清热解毒的中药,如红花、丹参、当归、金银花等泡茶饮或浸泡患足。

2. 外用中药

患肢(趾)发凉、怕冷,可用红灵酒外擦,每次 10 分钟,每日 2 次。

患肢(趾)麻木疼痛,可选用温经通络、活血祛瘀中药,如当归、红花、附子、独活、威灵仙、毛冬青、艾叶,水煎,熏洗患肢或外敷冲和膏、回阳玉龙膏。

患肢(趾)溃烂,可选用大青叶、大黄、黄柏、赤芍、苦参、徐长卿,水煎洗涤坏疽创面,局部外敷红油膏纱布掺少许九一丹。伴有铜绿假单胞菌感染可掺用少量七三丹,待疮面洁净时可改用白玉膏掺生肌散。这些外用药物的选择亦需在专科医师指导下进行。

3. 针灸治疗

对于初中期未溃者,针灸治疗常有活血通络的功效,主穴取血海、足三里、解溪,配穴取申脉、照海、三阴交、昆仑、太溪,强刺激,留针 10～15 分钟。疼痛明显,下肢取环跳、三阴交、足三里、阳陵泉,交替使用;上肢取曲池、外关透内关、合谷。肢体冷感较著者,针灸并施,重灸涌泉。

4. 下决心戒烟

临床观察发现,戒烟能使血栓闭塞性脉管炎患者病情缓解,再度吸烟又可使病情加重,不少患者戒烟决心不强,往往在患肢疼痛严重时偷偷吸烟图一时之快,殊不知香烟中尼古丁可刺激血管内膜增加血管中血栓堵塞程度,加重脉管炎的进程。所以坚持戒烟是血栓闭塞性脉管炎的治疗关键。

本病的预后很大程度上取决于患者是否坚持戒烟。有些患者经治痊愈又复发,追询原因,多与重新吸烟的因素有关。

5. 保护患肢

患趾应保暖,避免受寒湿,避免受外伤。如患处有感染,应加强局部抗感染治疗。定期测量患肢皮肤温度,动脉搏动情况,同时观察皮色的改变,疼痛的程度,以了解病情进展情况,并要经常注意未受累的足趾(手指)情况。

避免抱膝而坐(卧),由于患肢(趾)疼痛难忍,患者常采用抱膝而坐(卧)的方法来减轻疼痛,这种方法亦是图一时之快,由于腘窝弯曲呈锐角,暂时阻止血液畅通,达到肢体远端缺血麻木减轻痛感,时间久了会增加患肢(趾)缺血坏死病况,所以不可取。

6. 适当运动

在初期局部缺血期和中期营养障碍期,主张患肢适度活动锻炼。患肢活动练习(毕格尔式运动)有助于促进患肢侧支循环建立,增加患肢血供。具体方法:平卧位,患肢抬高45°,维持1～2分钟。然后坐起,患肢下垂床边2～5分钟,并作足部旋转、伸屈运动10次,最后将患肢放平休息2分钟。每次重复练习30分钟,每日练习1～2次。在溃烂坏死期则应停止活动锻炼。

7. 调畅情志

虽然本病确切病因尚不清楚,但有文献报道,精神刺激、惊吓、恐惧等因素常可加重、诱发本病。患病后要乐观开朗,树立战胜病痛的信心,保持安定的情绪和有规律的生活秩序。

8. 饮食调护

饮食宜清淡,少食过分滋腻及辛辣刺激的食物,但营养要丰富。可选用山楂、柿子、油菜、芹菜等有助扩张血管作用的食品;也可吃一些海菜、淡菜、荞麦面等有软化血管作用的食品。本病无论已溃、未溃,可用赤豆100克,红枣5枚,煮熟后代点心,具有利水消肿、活血调补的功效。

9. 节制房事

脱疽中后期多肝肾受损,所以要注意休息,特别要节制性生活。房事过度可以促使病情发展。

【医患对话】

血栓闭塞性脉管炎后期必须截肢吗?

脉管炎多见于北方寒冷地区,大多数为中青年男性,有吸烟史。脉管炎会引起下肢的血管狭窄或闭塞,除了吃一些疏通、扩张血管的药物以外,也可以通过微创的方法开通血管,进行球囊扩张或支架植入。特别是近年来开展的小而长球囊技术,使原先认为是禁区的小腿狭窄血管也能达到良好的再通效果,极大地挽救了脉管炎患者的病肢。然而由于脉管的狭窄与堵

沪上中医名家养生保健指南丛书

塞不止局限于一处,往往是间段地分布血管的多处,所以使用微创球囊扩张、支架置入必须在血管外科有经验的医师诊疗后实施。

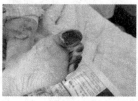

图37　血栓闭塞性脉管炎

同时积极地内服外用中药也可一定程度上保全患者肢体,降低致残率,当然,如果病情发展到晚期,严重的坏疽出现脓毒血症,危及生命,两害相较取其轻,则应选择截肢挽救生命(图37)。

第四节　闭塞性动脉粥样硬化足坏疽和糖尿病性肢端坏疽

李老太今年78岁,是个"三高"人士,高血压、高血脂、高血糖已经伴随她10多年。最近两年李老太两只脚发凉怕冷,冬天特别明显。上周她穿着新皮鞋去赶庙会,走了一整天,到家觉得右边大脚趾疼,于是自个儿把脚趾甲彻底修剪了一番,谁知李老太眼睛也不太灵光,不小心剪掉一大块皮,自己涂了点碘酒。没曾想右脚趾没几天就烂开了,痛得晚上睡不着觉,而且整个右脚开始红肿,溃烂的地方也越来越臭。

李老太的病情与我们要讨论的"闭塞性动脉硬化足坏疽"和"糖尿病性肢端坏疽"有关。

【疾病概况】

人体的动脉好比一个输血管道,血液时刻在其中流动,心脏通过不同管道将血液源源不断地输送到各个组织器官,通向下肢的管道主要包括胸主动脉、腹主动脉、髂动脉、股动脉、腘动脉及小腿的动脉。闭塞性动脉粥样硬化足坏疽是指动脉粥样硬化斑块在动脉内壁上形成,随着斑块不断增大,管腔越来越狭窄,流向下肢的血流就会不断减少,狭窄到一定程度甚至完全堵塞时,供应下肢的血流不能满足需要,就会出现下肢缺血坏死症状。临床主要表现为患肢肤色苍白、凉麻刺痛和间歇性跛行,继而出现静息痛,肌肉萎缩,趾甲增厚,骨质疏松等症,而后足趾出现青紫斑片或血性水疱,疼痛更加剧烈,继则发生溃疡、坏疽(干性坏疽)。合并有糖尿病的患者,容易发生下肢足趾感染,易演变为湿性坏疽,出现高热等全身症状。闭塞性动脉粥样硬化足坏疽的患者往往合并有高血压病、高脂血症、冠心病、脑梗死等心脑内科疾病。该病的发生与生活方式密切相关。饮食结构不够健康,嗜好甜食,偏好高饱和脂肪食物(如红肉),过多摄入食盐,缺少运动,体重超标等,这些因素均易导致糖尿病、高血压病或高脂血症疾病的发生。而糖尿病、吸烟、高血压病和高脂血症是下肢动脉疾病的四大杀手。环境也与下肢动脉硬化闭塞症的发生关系密切。寒冷、潮湿的环境容易发病。

糖尿病性肢端坏疽是糖尿病最常见的慢性并发症之一,也是糖尿病患者致残的主要原因。糖尿病患者比正常人更容易产生动脉粥样硬化,而且发展迅速,从而导致冠心病、脑血管意外和下肢坏疽。糖尿病性肢端坏疽是肢体大、中、小动脉和微血管病变,并伴有周围神经病变,发生肢端缺血、缺氧,甚至坏疽,通常认为糖尿病发生肢端坏死,高血糖是基础,血管神经病变是关键,感染是诱因。

中医学将闭塞性动脉粥样硬化足坏疽和糖尿病性肢端坏疽都归入"脱疽"的范畴。《外科正宗》中记载的脱疽与闭塞性动脉粥样硬化足坏疽极为相似。宋代《卫生家宝》记载:"消渴病人足膝发恶疮,致死不救"。元代《丹溪心法》详细记载了消渴病脱疽的临床症状。中医学认为本病的发生主要与饮食失节、脏腑亏虚、经脉瘀阻等有密切关系。

沪上中医名家养生保健指南丛书

➕【养生指导】

一、发病前预防

1. 穿合适的鞋袜

穿合适的鞋袜,保持鞋的干燥,可同时几双鞋轮换着穿。穿新鞋,尤其是新皮鞋时,应短时间试穿,使脚慢慢适应新鞋,并应随时仔细检查脚上皮肤有无擦伤、红、肿,即使轻微损伤,也要立即更换鞋子,同时对伤口作相应处理。要选择合脚的棉线袜或毛袜,要勤换洗袜子,不穿有松紧口的袜子,以免影响足部的血液循环。夏季换上凉鞋时,也别忘了穿透气的棉线袜子,避免脚部磨损感染。秋冬季注意肢体的保暖,不要在寒冷的天气中户外行走时间过长。

2. 仔细检查足部

糖尿病患者由于足部感觉迟钝或丧失,有时足部损伤可能并不知道,故有必要强调每日检查一遍足部。检查内容包括足部皮肤是否有水疱、擦伤、裂口,特别注意检查脚趾缝及足底,观察局部皮肤是否有红肿,皮肤的色泽如何,如果皮肤温度降低,皮肤颜色为暗紫色甚至紫黑色,提示局部缺血,容易出现溃疡并形成坏死,均应及时就医。

有冠心病、脑梗死的患者除应及时到心脑内科就诊,也需要加强足部观察。

3. 保持足部干洁

每日用温水及中性肥皂洗脚,水的温度不宜超过40℃。双脚浸泡5～10分钟后,即用柔软的干毛巾擦干,足趾缝里不要残留水分。擦干后可用少许植物油均匀地涂搽在脚上,再轻轻地按摩几遍,去掉鳞屑及明显角化层。若为汗脚,可撒上少许滑石粉。

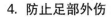

4. 防止足部外伤

糖尿病患者要时刻注意避免脚受伤,包括烫伤、冻伤和外伤。冬天夜间足凉可穿袜套睡觉,但不要用热水袋、烫婆子、小火炉等暖脚,以免发生烫伤。

长期卧床的糖尿病患者,由于足后跟长期受压,容易导致血液循环障碍而出现溃疡,故应注意变换脚的位置,也可加用柔软的足垫或用气垫保护。

及时治疗足癣,对鸡眼、胼胝也应及早治疗,勿用腐蚀剂如鸡眼膏等。如有足痛,及早诊治,不要滥用胶布贴脚。修剪趾甲应在洗脚后进行,此时趾甲软化可避免趾甲劈裂。修剪趾甲宜谨慎,勿伤甲沟,亦勿将趾甲剪得太短,以免损伤甲沟造成继发感染。若足部起疱,不能擅自挑破,应请专科医师诊治。不要用碘酒等烈性消毒药水清洁消毒。

5. 严格禁烟

吸烟可造成血管痉挛而加重缺血,故应绝对禁止吸烟,并应避免被动吸烟。

6. 严格控制血糖

长期高血糖可导致周围神经营养障碍而变性,血糖控制不良和反复小损伤是糖尿病足溃疡形成并截肢的主要诱因,血糖控制不良者比血糖控制在正常范围内的糖尿病患者下肢截肢率可高出2倍。积极治疗糖尿病,严格控制血糖,保持血糖在正常范围内,才能从根本上预防糖尿病足。

7. 饮食科学合理

在饮食方面注意饮食清淡,饮食结构科学合理,营养均衡。避免肥甘厚味,少食动物脂肪、油炸食品、高脂高糖食品。身体较肥胖的老年患者要适当减轻体重,少食脂肪及糖类(碳水化合物类)食物。控制每日食物总能量,少食辣椒、大蒜等辛辣食物。

糖尿病患者避免进食甜食及含糖量高的水果。

鱼肉中脂肪含量较少,而且多由不饱和脂肪酸组成,人体吸收率可达 95％,具有降低胆固醇、预防心脑血管疾病的作用。多吃鱼有利于保护心脏,软化血管,预防动脉粥样硬化,增加机体免疫功能。

还可食用软化血管粥,如核桃花生玉米粥、莲藕木耳粥、大米玉米粥等。

8. 适当运动与按摩

每日做下肢运动,一般建议采用毕格尔式运动法。具体方法:平卧位,患肢抬高 45°,维持 1～2 分钟。然后坐起,患肢下垂床边 2～5 分钟,并作足部旋转、伸屈运动 10 次。最后将患肢放平休息 2 分钟。每次运动 30 分钟,每日可运动1～2次。年老体弱者,应由他人协助完成。在溃烂坏死期则应暂停运动。

每日做足部按摩,早、晚按摩足部 1 次,每次 30 分钟。从趾尖向上按摩,动作轻柔。按摩的同时注意足部的变化,发现异常及时就诊。不要长时间双腿交叉,以免压迫血管、神经。

9. 预防用药

平时可遵医嘱长期服用抗凝药物,如小剂量阿司匹林等以降低血小板聚集性,缓解血液高凝状态,改善微循环。服药过程中需定期复查出凝血时间等理化检查。中药丹参等活血化瘀药物也有类似作用。

二、发病后养护

1. 内服中药

闭塞性动脉粥样硬化足坏疽和糖尿病性肢端坏疽的中医药治疗在临床上有较好的疗效,中医药的治疗针对不同的分型有不同的辨证论治。应当请有资质的中医外科医师主治。轻症患者可以选用黄芪、当归、丹参、桃仁、红花、牛膝等益气活血通络中药煎服,亦可选择血府逐瘀口服液、丹参片等中成药治疗。还可选用苦丁茶、荼树根、红花、丹参等消脂活血中药泡茶饮。

2. 外治须知

患足肤色瘀暗未破,可予红灵酒涂搽,或以活血通络中药浸泡足浴,如丹参、红花、当归等。

溃疡疮口腐肉未脱者,外用红油膏掺九一丹,但需忌用强烈的提脓祛腐药;脓腐脱净,外用生肌散、白玉膏生肌收口。

若继发感染炎症明显者,可用鲜马齿苋或鲜生地根、叶各500克,芒硝50克,捣成泥状,再加冰片5克,适量绿豆粉调匀,外敷患处,有解毒消炎、消肿止痛作用。

换药过程中注意趾间相互隔开,避免脓水浸淫传变。探及潜行性空腔,可用药线、拖线引流,或中药灌注治疗,保持引流通畅。

以上均需在专科医师指导下进行。死骨脱落,脓腐脱净者,外用白玉膏掺生肌散。

3. 针灸治疗

如有患肢疼痛可取足三里、三阴交、曲池、外关等穴,针刺、电针,亦可穴位注射维生素 B_1,以改善下肢麻木疼痛等症状。

4. 适当运动

在下肢没有发生溃疡的情况下,宜适当进行活动锻炼。身体条件允许者每日有计划地进行慢跑和行走,可使症状减轻或缓解。

5. 饮食调养

患者不宜进食蛋黄、动物内脏等含胆固醇高的食物,适度进食豆制品等植物蛋白及淀粉等复合糖类(碳水化合物),以及糙米、杂食和含食物纤维多的蔬菜、麦麸、水果等。严格控制烟酒,避免引起脂质代谢紊乱。三餐合理搭配,补充足量的蛋白质和各种维生素。

糖尿病患者禁食含糖量高的食物、水果,而苦瓜、猪胰具有一定的降血糖作用。

推荐的食疗方如下:

沪上中医名家养生保健指南丛书

1) 芝麻核桃糊(《锦囊秘录》) 黑芝麻、核桃仁、桑葚各250克,适量的蜂蜜。将黑芝麻漂洗干净,然后炒香,和核桃仁、桑葚共研为末备用。将上物盛入碗中,用开水冲调成糊状,加入适量的蜂蜜调匀即可。每日服用2~3次,每次服用30克左右,空腹服用。功效补益肝肾、养血健脑,适用于闭塞性动脉硬化症等病证(糖尿病患者不宜加糖与蜂蜜)。

2) 南瓜山药粥(《医学衷中参西录》) 南瓜50克,山药30克,粳米100克。将南瓜炒熟研成末,山药洗净,然后和粳米共煮为粥。可以用来佐餐,每日服用1~2次。功效健脾、益肾、润肺、止咳,适用于糖尿病诸症。

6. 及时治疗

有冠心病、脑梗死病史的患者一旦出现下肢疼痛、怕冷、间歇性跛行等症状,应及时就诊,防止病情进一步加重。

疾病过程中如出现胸闷、心悸等不适症状,应警惕是否并发心肌梗死等并发症。

如果出现头晕头痛、恶心呕吐、肢体麻木乏力、二便失禁等症状,应警惕是否并发脑血管意外等并发症。

➕ **【医患对话】**

1. 什么是间歇性跛行?

下肢动脉血管一旦被堵,走路就会困难。走一段就得停一会,休息一两分钟再走,又会出现腿痛或者腿无力,得再休息一会儿。这就是典型的间歇性跛行,这种情况一定要及时治疗。

间歇性跛行是闭塞性动脉硬化症、糖尿病足的早期症状,出现间歇性跛行应引起足够重视,须及时治疗。如果拖延治疗,一旦发生破溃感染,严重者就有可能截趾(肢)。

2. 闭塞性动脉硬化症患者接受下肢动脉支架置入等手术后,应注意些什么?

闭塞性动脉硬化症患者接受下肢动脉支架置入等手术后,

应长期服用抗凝药物,擅自停用抗凝药,常可发生支架置入处血栓形成。同时定期复查出凝血时间等理化检查。可进一步辨证服用中药,防止病情发展。同时需要调摄日常饮食起居。

3. 哪些情况下闭塞性动脉粥样硬化足坏疽和糖尿病性肢端坏疽患者需要行截肢治疗?

出现以下几种严重情况之一者,需要行截肢手术,并应由专科医师作出判断。①患肢坏死溃烂严重,疼痛难以忍受,经各种治疗仍无明显疗效者;②经积极保守治疗无效,且溃疡或坏疽继续恶化,出现脓毒血症,危及全身乃至生命时;③坏死溃烂范围较广泛,经多方治疗仍无效,溃疡或坏疽并发感染难以控制,不能保留残足的最低功能者(图38,图39)。

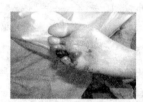
图38 糖尿病性坏疽1

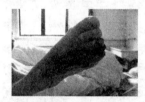
图39 糖尿病性坏疽2

沪上中医名家养生保健指南丛书

第六章
常见泌尿系疾病

第一节 前列腺炎

张先生今年40岁,开出租车也有10来年了,平时是家里的顶梁柱,辛苦工作,吃饭不规律不说,还经常憋尿。不过张先生很满足,家庭也很幸福,平时身体不错,休息的时候爱喝喝老酒。可是最近张先生却非常烦恼,他的身体出了点"状况",老是尿频、尿急、尿痛,尿道灼热,排尿不畅,尿道口还滴白,小肚子经常隐隐作痛,有时还腰酸痛,连着大腿根都疼痛酸胀。到医院一检查,医生说他得了"前列腺炎"。用了一段时间的消炎药感觉好了许多,可是最近又犯了。张先生不敢告诉自己的家人,怕家人误解自己生活不检点,而且毛病老是反反复复发,搞得他心烦意乱。

【疾病概况】

张先生患的"前列腺炎"是中青年男性常见的一种生殖系统综合征。临床有急性和慢性、有菌性和无菌性、特异性和非特异性的区别,其中以慢性无菌性非特异性前列腺炎最为多见。

前列腺炎发病缓慢、病情顽固、反复发作、缠绵难愈,临床表现不一。临床主要表现四大症状如下。

1) 疼痛症状 多数患者可有腰骶、腹股沟、下腹及会阴部等处坠胀隐痛,有时可牵扯到耻骨上、阴茎、睾丸及股内侧。

2）尿路刺激症状　有尿频、尿急、尿痛,排尿不适,尿道灼热,排尿不畅,尿流梗阻,有的在排尿末或大便用力时,自尿道滴出少量乳白色的前列腺液。

3）性功能异常　部分患者因病程较长可出现阳痿、早泄、遗精、射精困难或射精痛等性功能障碍。一部分患者症状表现严重,反复波动度大,一部分患者兼而有之。

4）神经精神症状　表现为失眠、多梦、焦虑、紧张或情绪低落,甚至少数人出现厌世情绪。直肠指检,前列腺多为正常,或稍大或稍小,触诊可有轻度压痛。有的前列腺可表现为软硬不均或缩小变硬等异常现象。前列腺分泌物涂片检查、尿三杯试验、前列腺液培养等可作为辅助检查给予诊断参考。

西医认为慢性前列腺炎病因复杂,非细菌性前列腺炎主要是因长期酗酒、过食辛辣、纵欲、受寒、长时间骑车骑马等导致前列腺慢性充血而成;慢性细菌性前列腺炎可能由于致病菌通过血行和淋巴传播至前列腺,或后尿道及泌尿生殖系其他部位的感染向前列腺直接蔓延,或尿液逆流入前列腺管所致;特异性慢性前列腺炎,如淋球菌、支原体或衣原体性前列腺炎,则多因致病微生物直接经尿道上行感染而致。

前列腺炎相当于中医学"精浊"的范畴。中医学认为本病多因湿热蕴结精室或寒湿凝滞肝脉而成,病久及肾或气血瘀阻,其病与肝、肾、膀胱等脏腑功能失常有关,病位主要在精室。

【养生指导】

发病前预防

1. 避免久坐及过久骑车

从生理学观点看,长时间坐位可使血液循环变慢,尤其是会

沪上中医名家养生保健指南丛书

阴部的血液循环变慢,直接导致会阴前列腺部慢性充血及淤血。有学者通过调查发现,慢性前列腺炎患者中,汽车驾驶员占较大比例,并且不易治愈。因此,从事这方面工作的人要重视这一现象,在工作中不要长期久坐,在工作之余要适当休息,并及时更换体位,这样可以改善前列腺局部充血,减少或避免慢性前列腺炎的发生。过久骑车会加重压迫会阴前列腺部,应避免长时间骑车、骑马等。一般持续骑车时间应在 30 分钟以内,如果路途较长,应在骑车途中适当下车活动一会儿再骑;也可适当调整车座的角度,使其前部不要太高;还可加上海绵垫,使车座柔软舒适,这样可减少前列腺充血,避免慢性前列腺炎的发生和加重。

2. 注意饮食清淡

饮食清淡,避免过食肥甘及辛辣刺激的食物,禁酒戒烟。适当补锌,补锌首选苹果。建议多食用番茄、南瓜子,适量饮茶。日常生活中要多食纤维素,保持大便通畅,还要多饮水、多排尿,通过尿液经常冲洗尿道,帮助前列腺分泌物的排出,也有利于预防感染。

3. 适当体育锻炼

适当的体育锻炼不仅不会加重病情,相反还可以帮助局部炎症的消退和前列腺功能的改善。适度锻炼,能够改善血液循环,有利于局部炎症的吸收,增强机体的内在抵抗力和免疫功能,对于预防前列腺炎的发生具有重要意义。提倡做一些健身体操、气功,以及游泳等运动。腹部、大腿、臀部和会阴部肌肉的运动还可以使前列腺得到按摩与功能调整,促进前列腺组织的血液循环和淋巴循环。

4. 注意清洁卫生

保持外生殖器清洁和卫生,避免非配偶间的性生活。提倡健康愉快、两情相悦的夫妻生活,避免抑郁、抑精、忍精、体外排精、手淫等。

5. 注意防寒保暖

在寒冷天气应注意保暖，多饮水，少憋尿。因为在寒冷阴湿环境下，会阴前列腺组织容易血液循环受阻，发生气滞血瘀、寒湿瘀阻，从而引发前列腺炎或加重本病。

6. 治疗慢性感染灶

积极治疗感冒和体内慢性感染病灶，如慢性扁桃体炎、淋巴结炎、慢性胃炎、溃疡性结肠炎等。避免因劳累、受寒等引起免疫力下降，细菌通过血液、淋巴侵犯前列腺。

二 发病后护养

1. 保持乐观情绪

养生的最高境界是养心。慢性前列腺炎具有症状复杂多变、病情迁延难愈和愈后容易复发等特点，因此有很多患者顾虑重重，对治疗缺乏信心，甚至产生失望情绪，心理上出现种种障碍，而这些不良的心理因素又会影响慢性前列腺炎的治疗效果和预后转归，使原有的病情加重或使之反复发作。因此，有些学者提出前列腺炎属身心疾病，心理疗法是不可或缺的手段。前列腺炎患者应以积极的态度面对疾病，认识并相信尽管慢性前列腺炎的病程较长，有时会有反复，但肯定能治好，要保持乐观的心情，发展自身的兴趣爱好，或进行适当的体育锻炼以转移对疾病的注意力，减轻心理负担，消除焦虑情绪。任何悲观失望、自暴自弃，都无助于疾病的治疗。

2. 适度的性生活

避免频繁的性冲动，戒除手淫习惯。慢性前列腺炎患者应根据自己的年龄和身体状况保持适度的性生活，规则的性生活对促进前列腺液的引流有很重要的作用，既不能过于频繁，也不应禁欲。过于频繁的性生活会造成盆腔经常充血，而长期禁欲只会加重前列腺液的潴留，这些均不利于炎症吸收。一般保持在 7～10 天 1 次为宜。高龄未婚男青年也应该在 3～4 周排精 1

沪上中医名家养生保健指南丛书

次,使前列腺保持正常的新陈代谢,有利于炎症的消退。

3. 自我保健按摩

前列腺按摩在慢性前列腺炎的诊断和治疗中都有重要的作用,应当每周进行 1 次。还可配合穴位按摩,按揉神阙、会阴穴。患者可采取仰卧位,左脚伸直,左手的中指、示指、无名指在神阙穴周围进行旋转按摩,揉搓 100 次以后,可换另一侧继续按摩,方法同上。也可作腹部按摩。腹部按摩主要是对肚脐周围的气海、关元、中极各穴进行揉按的过程,前列腺炎患者小便后腹部加以轻柔的揉按,可促使膀胱排空,有利于病情的缓解。

4. 中药煎汤坐浴

可选用朴硝 30 克,野菊花 15 克,黄柏 20 克,血竭 9 克,苏木 10 克,煎汤待温后坐浴,每晚 1 次,每次 15 分钟左右。未婚或已婚未育者,不宜用过温热水坐浴,因为在温热状态下精子不易存活。

5. 饮食养生调养

1) 冬瓜苡仁汤　以冬瓜 350 克(洗净,切块),薏苡仁 50 克,糖适量,水煎代茶饮。

2) 鲜拌莴苣　以鲜莴苣 250 克,去皮洗净切丝,加少量盐,搅拌匀,去除渗出的汁液,加黄酒、味精拌匀,服食。

3) 茯苓番茄肉饼　以茯苓 100 克,猪肉 30 克,番茄酱 20 克,酒、白糖、盐、葱、姜、菜油各适量。将猪肉和各种调料做成肉馅,茯苓磨细粉,掺入拌好的肉馅中搅拌做成直径 2 厘米的小肉饼,放油锅内炸熟后捞出;在炒锅内放少量油,把番茄酱、白糖、盐调成汁,将熟肉饼倒入搅拌均匀的番茄汁内,服食。

6. 防入治疗误区

由于前列腺炎大多迁延成慢性,反复发作,因此要避免治疗上的随意性,要在医师的指导下按时用药并保持连续性。

避免滥用抗生素,乱用治疗仪器,盲目乱投医。

✚【医患对话】

1. 尿液滴白是漏精吗?

前列腺炎虽然是青壮年容易患上的疾病,典型症状之一是尿色混白,但是尿液不清激未必一定是前列腺炎造成的。这是因为年轻人雄激素水平高,前列腺液分泌较为旺盛,容易在排尿的时候导致前列腺液的溢出,从而形成尿色混白的现象。这种情况在早晨很容易出现,这是阴茎在夜间被动勃起所致。而阴茎在男性睡眠的时候勃起,通常是性功能正常、旺盛的表现之一。

另外,部分饮食问题也会造成尿液外观异常。所以,被这类问题困扰的男性青年不必太过担心。年轻人性兴奋性比较高,在视觉、听觉等感官刺激或者手淫等局部刺激下,容易发生性兴奋,并使精液在尿道膜部括约肌和膀胱括约肌之间尿道中积蓄,若这时不宜或者不能射精,而恰好膀胱又充盈需要排尿时,原先积聚在该处的精液就会随着尿液排出体外。肉眼就可看到"漏精"或"滴白"现象。应该指出的是,这并不是什么病理现象,每个男性成年人都会有这种情况发生,所以不必过于担心。

如果在排尿时看到有一股股混浊尿液,甚至尿液始终都是混浊的,则多半是病理现象了。如泌尿系统感染的脓尿、丝虫病导致的乳糜尿,均可能为全程混浊尿;慢性前列腺炎患者的前列腺液混入尿液中,可以出现股股混浊尿液或者尿后或者大便时尿道口流白;有些米汤样尿是"盐尿症"的表现,经尿检可发现有较大量的草酸盐、磷酸盐或尿酸盐,在临床上就应该考虑泌尿系结石的可能。出现以上这些情况均应及早去医院诊治。

2. 什么是"尿三杯"试验?

如果某患者发现尿中出现血性液,或显微镜检查时发现红细胞+++,此时需要判断这些红细胞是从什么部位来的,应做"尿三杯"试验。所谓"尿三杯"试验是将1次排出的尿液分为三部分收集,先尿出的尿液放在第1个容器内,将中段尿放在第2

沪上中医名家养生保健指南丛书

个容器内,将末段尿放到第3个容器内。依次编号为"1、2、3"杯,及时送到实验室检查。如第1杯尿中有红细胞,说明病变部位在前尿道;第3杯尿中有红细胞,说明病变部位在后尿道、前列腺、膀胱底部;三杯全部血尿说明病变部位在膀胱或膀胱以上部位。如第1杯尿中有白细胞或脓细胞,可能为尿道炎;第3杯尿中有白细胞或脓细胞,可能为前列腺炎或精囊炎;三杯全部有白细胞或脓细胞则表明病系尿道以上部位感染。值得提醒的是,操作过程中必须准确留取三段尿液,并标明顺序。

第二节 前列腺增生

胡先生今年62岁,近年来晚上起夜的次数逐渐多了起来,而且老是滴滴答答,尿不尽,还尿频、尿急,到医院做了肛指和B超检查发现患了"前列腺增生"。胡先生很着急,想知道有关前列腺增生病的治疗与保健知识。

✚【疾病概况】

前列腺增生又称前列腺肥大,是中老年男性常见疾病之一,大多发生在50岁以上年龄段,其发病率随着年龄增长而逐渐增加,城市发病率高于农村。一般到了60岁,大约有60%的男性会出现前列腺增生,而80岁以后,发病率甚至高达88%。虽然前列腺增生的发病率很高,但是其中只有不到一半的人会产生临床症状,主要表现为明显的排尿障碍,出现夜尿增多、尿频、尿急等急迫性症状,或者排尿费力、尿线变细和尿末淋漓等梗阻症状。部分患者由于尿液长期不能排尽,导致膀胱内残余尿增多,膀胱内尿液压力增高,而出现假性尿失禁(充溢性尿失禁)。部分患者在发病过程中,常常因为受寒、劳累、饮酒、憋尿、便秘、过食刺激性食物、房事过度以及服用某些药物等原因,而发生急性尿潴留。病情严重者可引起肾功能不全的一系列症状。有些患者可并发尿路感染、膀胱结石、疝气或脱肛等。

前列腺增生的发病原因目前还不明确,可能与老年人性激素平衡失调有关。

前列腺增生属中医学"癃闭"的范畴。中医学认为本病的发生主要是年老肾气虚衰,气化不利,血行不畅,与肾和膀胱功能失调有关。年老脾肾气虚,推动乏力,不能运化水湿,气血瘀滞,终致痰湿凝聚,阻于尿道而发为本病。

前列腺在青春期如杏仁大小,中年之后还在自然长大,最终可增至鹅蛋大小,甚至更大。临床可以通过直肠指检发现问题。前列腺增生时发现前列腺不同程度的增大,表面光滑隆起无结节,边缘清楚,中等硬度而具有弹性,中央沟变浅或消失。如腺体增大部分凸入膀胱,则直肠指检时前列腺增大可能不明显。B超是诊断本病最常用的辅助检查手段。

➕【养生指导】

一、发病前预防

1. 注意保暖

前列腺增生患者多为老年男性,身体虚弱,关键在于预防急性尿潴留,平时要注意保暖,避免受凉,以防感冒诱发本病。

2. 调畅情志

长期情绪不舒畅,就会导致肝气郁结,气血不通,容易造成体内瘀血的形成,而引起前列腺的循环受阻,导致增生发生。因此,平时要注意调畅情志,开朗豁达地面对生活的挑战。

3. 健康饮食

膳食结构不合理、饮食习惯不健康也是诱发前列腺增生的一个重要因素。中医学认为前列腺增生与饮食肥腻、湿浊内停有密切关系。因此饮食结构要科学合理,营养均衡,多食新鲜蔬菜、水果、粗粮,少吃高脂、高油、高糖食品;饭菜宜清淡,戒酒,少

沪上中医名家养生保健指南丛书

食辣椒、大蒜等辛辣刺激食物。平时要养成勤喝水的良好习惯,每日饮 1 500～2 000 毫升的开水或淡茶水,以冲洗尿道,保证前列腺的清洁与安全。夏天可以多喝冬瓜汤、绿豆汤,对于膀胱有热、排尿涩痛者尤为适用。

4. 房事适度

养成良好的性生活习惯,既不能过于频繁,以避免劳累,减少前列腺组织的充血肿胀;也不应禁欲,适度房事,使前列腺保持正常的新陈代谢。

5. 增强体质

前列腺增生的发生与患者自身的体质有关,如肾气不足、肝肾亏虚、运化无力,前列腺增生发生率就相对较高。因此要规律生活,充足睡眠,按时起居,劳逸结合,松弛有度。坚持科学健身,强壮体质,合理进行体育锻炼,特别是注重骨盆、会阴肌,以及腹肌和腰骶部肌肉的运动。

6. 及时排尿

临床上发现司机、银行会计、服务行业窗口人员等人群的前列腺增生发病率较高。由于饮水量减少,憋尿时间过长,会使尿液浓缩,导致尿内毒素沉积,尿液内的有害物质就会损害前列腺。因此要注意要多饮水,及时排尿。

二、发病后养护

1. 内服中药

中医中药对前列腺增生有一定的疗效,可请中医外科专科医师辨证施治,亦可选服补中益气丸(脾虚)、知柏地黄丸(肾阴虚)、济生肾气丸(肾阳虚)等中成药。

2. 饮食调护

前列腺增生患者饮食宜清淡,应戒烟忌酒,少食辛、辣、煎、炸类刺激性食物。主食以谷类、豆类为主,平时多食清利除湿的食物,如玉米、冬瓜、苋菜、芹菜、慈姑、黄花菜、黄瓜、莴苣、西瓜、绿豆芽等。

老年患者可酌情食用平补或温补的食物,如牛奶、鲤鱼、赤豆、鲫鱼、黑鱼、蜂蜜、核桃仁、薏仁、糯米、芝麻、南瓜子、白瓜子、葡萄等。

多食富含纤维素的蔬菜,以保持大便的通畅。患者宜多饮水,每日除正常饮食外,饮水不得少于 2 000 毫升。平时可多饮浮小麦茶:取浮小麦 50 克,炒焦黄,泡水喝,当茶水饮用。

3. 温水坐浴

温水坐浴有利于改善前列腺组织的血液循环,水温以能耐受的热度为宜,每日 1～2 次,每次 10～20 分钟;坐浴时要放松肛门括约肌,并配合用手指在水中按压会阴部和肛门周围,也可用温热水流冲击肛门周围。

4. 蹲式排尿

蹲式排尿借助腹压排尿,有利于排净膀胱内的尿液,可减少尿潴留的发生,从而减少残余尿对膀胱壁及前列腺尿道的慢性刺激损害,减少残余尿反流至肾对肾造成慢性损害。

具体方法:患者每次排尿时,采取蹲式,适当增加腹压,但不可太过用力,使残留在膀胱及前列腺尿道内的尿液充分排出。排尿后,用手指在阴囊及肛门之间的会阴部挤压一下。

5. 按摩提肛

可间歇用力深压按摩前列腺,于会阴、肛门前方与阴茎根部后方两者之间的部位按摩。以局部感到酸麻胀微痛为度。每日按摩 1～2 次,每次 5～10 分钟,在午休和夜寐前进行,以改善前列腺的血液循环。

提肛能增强会阴部肌肉和尿道肌肉的收缩力,改善盆腔及会阴部的血液循环,减少局部淤血,促使残余尿尽快排出。

具体方法:凝神吸气时,肛门用力内吸上提,紧缩肛门 2～3秒,呼气时放松,有节律地坚持 5～10 分钟,每日 2～3 次。

沪上中医名家养生保健指南丛书

6. 清洁卫生

保持外生殖器清洁和卫生,避免非配偶间的性生活。对长期留置导尿患者,应定期更换尿管,冲洗膀胱,防止感染。

7. 避免寒湿

患前列腺增生的患者,不宜久坐,尤其避免局部受凉,千万不要坐在阴冷潮湿坚硬的地方,可以准备一个松软隔凉保暖的坐垫,随身携带垫用,以保护局部不受寒冷刺激。

8. 尿闭应急处理

前列腺增生患者一旦出现尿流不畅,甚至急性尿潴留,可先采用以下方法作应急处理,若不缓解应赶赴医院急诊处理。

1) 热敷法　用热毛巾或热水袋(温度以能耐受为度)在小腹部热敷 5～10 分钟,缓解膀胱括约肌与逼尿肌的痉挛状态,有利于尿液排出。适用于尿潴留时间较短,且膀胱充盈尚不严重者。

2) 按摩法　双手搓热,顺肚脐至耻骨联合中点处(大约位于阴茎根部后方处)按摩 3～5 分钟,力度逐渐加大,具有促使小便排出的功效。

3) 药物法　取大葱白 500 克,捣烂为泥后分成两包,加麝香末少许调匀。先取 1 包置于神阙穴(肚脐处),上面用热水袋温熨约 15 分钟;再换 1 包,用冰块置药包上敷 15 分钟。如此冷热交替进行,可疏通小便。

4) 按压穴位法　患者本人也可以通过按压穴位的方法改善症状,可按压中极、关元、气海、三阴交、太溪等穴位,每个穴位以指腹各按摩 2～3 分钟。

✚【医患对话】

前列腺增生会癌变吗?

前列腺增生与前列腺癌是两种完全不同的病理进程,目前还没有良性前列腺增生向前列腺癌转化的证据。然而,在临床上前列腺增生和前列腺癌是可以同时存在的。因此老年男性要定期进行前列腺肛指检查、B超检查，前列腺特异抗原（PSA）、游离态前列腺特异抗原（FPSA）检查。如果怀疑是前列腺癌，可以在超声引导下作前列腺穿刺的进一步明确诊断。

沪上中医名家养生保健指南丛书

第七章
常见外科其他疾病

 第一节 毒蛇咬伤

　　2006 年夏天，一个山东烟台从事贩蛇的年轻男子被一手指粗的五步蛇咬伤，伤口出血不止，肿胀范围从指尖迅速扩散到胸壁，中医俗称"过三关而不治"，即指毒蛇咬伤红肿范围跨过了 3个大关节就性命难保。该男子肿胀范围跨过了掌指关节、腕关节、肘关节、肩关节而肿胀至胸壁，同时伴有多发皮下瘀斑、胸闷心慌、恶心不适、小便出血等危急症状，生命垂危。情急之下该男子打听到上海某知名三甲中医院具有治疗毒蛇咬伤的成功经验，花了 10 余万元包专机从烟台飞往该医院救治，经过 72 小时的抢救治疗，终于转危为安，又经半个月的治疗痊愈出院。当时这件事轰动沪上，各大报纸竞相报道。

✚【疾病概况】

　　也许大家都会觉得，在高楼大厦林立的现代都市，毒蛇咬伤只是少之又少的偶然事件。其实不然，随着城市的不断扩建，周围郊区不断进行市政建设，而且随着旅游业的发展，毒蛇咬伤亦时有发生，特别是每年 5～10 月，我国南方地区尤其多发。同时，毒蛇咬伤人体后，毒液由伤口进入人体内就会引起急性全身中毒性症状，所以毒蛇咬伤有发病急、病情变化快、病势凶险的特点。

世间常见毒蛇数十种,但根据不同蛇毒的毒性成分分类,可分为神经毒、血循毒及混合毒3类。有的毒蛇咬伤人体后,会出现视物模糊、眼睑下垂,甚至呼吸困难等症状,这多是神经毒的毒蛇,常见的有银环蛇、金环蛇、海蛇。有的毒蛇咬伤人体后,会出现流血不止、心慌胸闷、大小便出血等症状,这多是血循毒的毒蛇,常见的有蝰蛇、尖吻蝮蛇、竹叶青蛇和烙铁头蛇。而有的毒蛇咬伤人体后则是上述两类症状都有,多是混合毒的毒蛇,常见的有眼镜蛇、眼镜王蛇和蝮蛇。上海地区野外的毒蛇均属蝮蛇。

毒蛇咬伤处创口除留有一般齿痕外,多有1对以上的明显毒牙齿痕(状如句点或逗点),齿痕的相距和深浅,与蛇的大小成正比。同时毒蛇咬伤症情的轻重,还与蛇的饥饿程度、受激惹程度有关。如果毒蛇处于饥饿状态,受激惹程度重,则毒蛇伤人也比较重,症情相对严重;反之,则相对较轻。

不同种类毒蛇咬伤的临床表现不同,这些临床表现具有重要的鉴别意义,有助于明确诊断,开展治疗。①神经毒型蛇伤:伤口疼痛轻微,有麻木感,伤口很少流血,患肢无弥漫性肿胀,全身症状伴有头昏眼花,眼睑下垂,视物模糊,嗜睡,关节酸痛,胸闷呕吐,腹痛腹泻。严重者神昏烦躁,二便不通或失禁,味、视、嗅、听等感觉消失,最后多死于呼吸衰竭。②血循毒型蛇伤:疼痛如刀割,伤口出血或流血不止,患肢肿胀,并向上发展,皮下出血,形成斑点或块状的瘀斑,皮肤发紫、发黑,有水疱、血疱、组织坏死;全身伴有寒战发热,肌肉疼痛,尿血,尿少,尿闭,胸腹腔积血,心肌损害。③混合毒型蛇伤:可同时伴有上述两组症状。

中医学认为,蛇毒多系风、火二毒,属外来特殊之毒,毒力炽盛。风毒者善行数变,生风动血,风毒偏盛,每多化火;火毒炽盛,极易生风。风火毒相煽,则邪毒鸱张,正气难以抵挡,先侵蚀肢体筋脉,后随血迅速伤及脏腑,每多危及生命。中医学将毒蛇咬伤分风毒(相当于神经毒)、火毒(相当于血循毒)、风火毒(相当于混合毒),救治原则中医主张内外并治、排毒解毒、防毒内陷或扩散,并遵循"通利二便、排毒泄毒"的原则,结合辨证论治,风毒证以活血通络、祛风解毒为法,火毒证以泻火解毒、凉血活血为法,风火毒证以清热解毒、凉血熄风为法,救治了无数濒危蛇伤的患者。

✚【养生指导】

一、发病前预防

1. 野外加强防护

毒蛇咬伤是比较严重的外科疾病,平时应注意预防,避免在毒蛇出没的地方走动,如迫不得已,也要加强防护。注意夏季闷热雨湿、林深草长的地方,是毒蛇出没之处。在山野中行走时,不要随便将手插入树洞或岩石空隙等蛇虫栖息之处,避免被蛇袭击;应手持棍棒或树枝,边走边"打草惊蛇"。进入山区、树林、草丛地带应穿好鞋袜,扎紧裤腿。在山林地区宿营时,睡前和起床后,应检查有无蛇虫潜入。遇见毒蛇,应远道绕过;若被蛇追逐时,应向上坡跑,或忽左忽右的转弯跑,切勿直跑或直向下坡跑。

2. 搞好环境卫生

搞好环境卫生,特别是清除杂草、填塞洞穴,注意宿舍、厨房和饲养禽畜等处的清洁卫生,使蛇类无藏身之处。

3. 普及蛇伤知识

宣传、普及蛇伤、毒蛇咬伤防治知识,让群众了解和掌握毒蛇的活动规律,特别是毒蛇咬伤后的自救方法。从外表看,无毒蛇的头部呈椭圆形,尾部细长,体表花纹多不明显,如火赤链蛇、乌风蛇等;毒蛇的头部呈三角形,一般头大颈细,尾短而突然变细,表皮花纹比较鲜艳,如五步蛇、蝮蛇、竹叶青蛇、眼镜蛇、金环蛇、银环蛇等(但眼镜蛇、银环蛇的头部不呈三角形);从伤口看,由于毒蛇都有毒牙,伤口上会留有两颗毒牙的大牙印,而无毒蛇留下的伤口是一排整齐的牙印;从时间看,如果咬伤后 15 分钟内出现红肿并疼痛,则有可能是被毒蛇咬伤(图40,图41)。

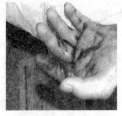 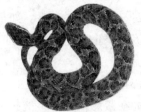

图 40　毒蛇咬伤　　　　　　　图 41　蝮蛇

二、发病后救治与养护

伤后首先要镇静并立即检查咬痕,两排清晰的小牙痕是无毒蛇,消毒后即可;若是两颗宽深牙痕,是有毒蛇咬伤,则必须进行急救,应紧急送往医院救治,以减小蛇毒的危害。但切不可慌张、奔跑,以免加速毒素随淋巴进入血脉运行全身。

1. 毒蛇咬伤救治措施

(1) 缚扎法

毒蛇咬伤后首先要缚扎,目的在于阻止蛇毒的吸收和扩散,咬伤后即时就地取材,可用鞋带、背包带或腰带于伤口近心端缚扎,超过伤口上一个关节处,缚扎的松紧以阻止静脉血回流而不妨碍动脉血流为原则,缚扎时间可持续 8～10 小时,但应每隔 15～30分钟稍放松 1 次,每次 1～2 分钟,一般在伤口排毒或服药后 1～3 小时可解除缚扎,如咬伤已超过 12 小时,则不宜缚扎。

缚扎后应立即用冷开水或井水、溪水、河水冲洗伤口,条件许可时,最好是用 1∶5 000 的高锰酸钾溶液或过氧化氢溶液(双氧水)冲洗。

沪上中医名家养生保健指南丛书

（2）切开扩创法

缚扎冲洗伤口后，应扩创排毒，常规消毒后，沿牙痕作纵行1.5厘米切口，深达皮下，或作"十"字形切口，如有毒牙遗留应取出，用手由近心端向伤口的周围轻轻挤压，使毒血排出，同时用1∶5 000的高锰酸钾溶液反复冲洗伤口，使毒血在伤口被破坏，减少播散，减轻中毒。如是被尖吻蝮蛇、蝰蛇、蝮蛇咬伤后，伤口流血不止，且有全身出血现象，则不应扩创，以免发生出血性休克。

（3）烧灼法

如在紧急情况下不能扩创时，可用烧灼法，用火柴头5～7个放在伤口上，点燃烧灼1～2次，以破坏蛇毒，还可用口吮、拔火罐、抽吸器等将伤口毒血吸出，如口腔黏膜破损或口腔有炎症、龋齿者，不宜做吮吸，以免中毒。

（4）针刺法

如咬伤在手部或足部，出现肿胀时，手部可于"八邪"穴、足部可于"八风"穴，将皮肤局部消毒，用三棱针或粗针头，与皮肤平行刺入约1厘米，迅速拔出后将患肢下垂，并由近心端向远心端轻轻挤压以排除毒液，对有出血倾向的蛇伤患者应慎用。

"八邪"是中医的传统穴位，在手指背侧，取穴时要求患者微握拳，在第一至五指间，指蹼缘后方赤白肉际处，一侧4个穴位。而"八风"，也是中医的传统穴位，在足背侧，第一至五趾间，趾蹼缘后方赤白肉际处，一侧4个穴位。针刺八邪、八风穴具有祛风通络、清热排毒、利水消肿的作用。

毒蛇咬伤患肢肿胀，经扩创排毒，针刺八邪、八风等处理后，患肢应保持低位，有利于毒水排出，引流通畅。

（5）药物法

蛇咬伤后即刻服蛇药片10～15片，以后每4～6小时服10片，连用4次。并可将中成药蛇药片捣碎，用酒调糊状，外敷伤口有明显解毒止痛消肿的作用。或选用新鲜半边莲、七叶一枝花、白花蛇舌草各等量,捣烂外敷伤处。

(6) 箍围疗法

选用金黄散或玉露散,用菊花、金银花、丝瓜叶煎水调成糊状,均匀涂抹于红肿范围处,具有箍集围聚、收束疮毒的作用,可以防止蛇毒红肿范围扩散(图42)。

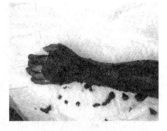

图 42 箍围疗法

(7) 环封治疗

用利多卡因加地塞米松等药物,在伤口周围与患肢肿胀上方3厘米(1寸)处作深部皮下环封,防止蛇毒红肿范围向上扩散。

(8) 抗蛇毒血清治疗

抗蛇毒血清又名蛇毒抗毒素,分为单价及多价两种。常见抗蛇毒血清有抗蝮蛇毒血清、抗眼镜蛇毒血清、抗五步蛇毒血清等。抗蛇毒血清特异性较高,效果确切,应用越早,疗效越好。若应用过迟,蛇毒已扩散到脑、心、肾等,则难以奏效。

2. 加强患者护理

加强患者护理,应着重注意患者的症状变化。①注意患者局部创面渗出情况,保持创面湿润,用药液浸泡纱布湿敷引流创面,使毒液持续排出。②注意患肢局部瘀斑或者渗血不止情况,如果出"鲜血"不止,则应注意是否是因为蛇毒(含血循毒)入侵引起的出凝血功能障碍,或者是伤及动脉小血管,应及时处理。③注意患肢麻木疼痛情况,多由含神经毒蛇咬伤引起。④注意患肢肿势范围是不是跨关节向上蔓延,若咬伤在足趾,而肿势过足踝为"过一关",肿势过膝为"过两关",肿势过腹股沟近少腹为"过三关"。"过三关",即是肿势范围向上延伸跨过3个关节,认为病情比较危重。

同时还要注意患者的全身情况,比如有没有心悸、胸闷、胸

沪上中医名家养生保健指南丛书

痛、恶心、呕吐、气急、大便色黑、小便色红，以及小便的量、眼睑有没有下垂、视物是不是模糊、口唇有没有麻木等神经毒、血循毒扩散至全身的危险症状。及早发现患者的中毒变化，及早救治。

毒蛇咬伤后患者经过急救治疗，要卧床休息，室内要安静，光线要稍暗，鼓励患者多饮水或西瓜汁，多排大小便，促进毒素排出。同时毒蛇咬伤后食物应忌牛羊肉、鱼、虾、蟹等腥味发物，以利于患者康复。

第二节　猫犬咬（抓）伤

前天，张大伯在与他的爱犬嬉闹时，爱犬竟然一时兴起，将他的双腿咬伤，这是张大伯万万没有想到的，张大伯又气又恨。他自己先用清水反复冲洗伤口，又去药店买了乙醇（酒精）擦拭伤口，觉得这样就应该没事了。可是他女儿非要他去医院，还上网查了资料，说被犬咬伤有可能感染狂犬病，还可能得破伤风，后果非常严重。张大伯将信将疑，他觉得自己的爱犬平时都很温顺，根本就不是疯犬，这种犬咬伤怎么可能会得狂犬病呢？但他拗不过女儿，只好去了医院，医生同意他女儿的说法，给他打了狂犬疫苗和破伤风针，同时还要求张大伯到动物防疫机构定期给他的爱犬接种狂犬疫苗。

✚【疾病概况】

如今，宠物咬伤人的事件时有发生。与动物嬉戏是猫犬咬（抓）伤高发的原因，被猫犬咬伤后，伤口易并发感染。常见的致病菌是金黄色葡萄球菌、溶血性链球菌、大肠埃希菌、破伤风杆菌等；被患狂犬病或携带狂犬病毒的犬、猫等咬伤或抓伤后可感染狂犬病。

狂犬病由狂犬病病毒引起，犬类咬人时，牙齿唾液中的狂犬病病毒侵入人体，其他动物如猫、狼、狐等也可传播狂犬病。在南美洲，人们感染狂犬病的主要途径是被蝙蝠咬伤，蝙蝠咬伤的伤口很小，有人甚至不知道自己被咬伤。而在我国，据统计人们被各种动物咬伤而得狂犬病的比例为：犬咬伤约占92%，猫咬伤约占5%，其他动物如狼、狐狸、兔子等咬伤占3%。可以看出，犬咬伤占的比例最高，其次是猫。而且外表健康的犬或猫可能携带狂犬病病毒，大多数患者都被这些动物咬伤后感染狂犬病的。所以说，带狂犬病病毒的犬和猫是我国狂犬病最主要的传染源。

疯犬咬伤在中医学文献中记载颇多，在《马王堆汉墓医书》中已有"狂犬病"的病名，诸如"狂犬齧人"（《五十二病方》）、"猘犬咬伤"（《肘后备急方》）。明代《外科正宗》"疯犬朝夕露卧，感非时不正之气，故心受之，其舌外出；肝受之，其目昏蒙；脾受之，其涎自流；肺受之，其音不出；肾受之，其尾下拖。五脏受毒，乃成疯犬，全禀阴阳肃杀之气，故常无故伤人"。

狂犬病毒潜伏期一般是1~3个月，典型的伤口感染在8~24小时后出现，临床表现为伤口疼痛加剧，伤口周围软组织红肿发热，并可出现化脓，有时分泌物有异常气味，伴发热、淋巴管炎等。如果伤口很深，可能出现化脓性关节炎或骨髓炎；若感染扩散至全身，可并发菌血症、心内膜炎、脑脓肿等，并留下严重的后遗症。

感染狂犬病毒可引起畏光怕光，恐惧不安，喉间梗塞，状有异物，伤口痛痒麻木；甚则急躁骚动，恐惧不安，发热口渴而不敢饮水。

狂犬病典型症状是恐水，饮水时患者出现吞咽肌痉挛，不能将水咽下，即使口极渴也不敢饮水，故又名恐水症。狂犬病潜伏期短到10天，长至2年或更长，一般为1~3个月，15%发生在3个月以后。对光、色、声很敏感，可引起抽搐，或作犬吠声，常有吞咽和呼吸困难，可在短时间内死亡。

沪上中医名家养生保健指南丛书

对于狂犬病,目前还没有有效药物,只能预防。专家指出,狂犬病是 100% 可预防的传染病,但是一旦感染,死亡率达100%。从世界各国成功防控狂犬病的经验看,免疫是预防动物狂犬病的最关键有效的措施。给健康犬、猫等动物注射狂犬病疫苗,达到预防狂犬病的目的。但我国犬和猫的狂犬病有效免疫率较低,狂犬病在犬和猫中的流行率较高,有时外表健康的犬或猫可能携带狂犬病病毒,人们被这些动物咬伤后可感染狂犬病。据统计,我国狂犬病患者,98%以上为貌似正常的猫犬咬伤所致。

我国是全球第二大狂犬病发病国家,每年有 3 000 余人死于狂犬病,疫情形势非常严峻。曾有专家指出,"只要对某一地区 70%的犬进行持续有效的免疫,就可以切断狂犬病的传播"。但中国犬用疫苗的覆盖率尚不足20%,对犬的免疫工作不被人们所重视。当年在印度尼西亚的巴厘岛发生过狂犬病的大暴发,当地政府为此杀死了大约 20 万条犬,但时至目前,巴厘岛只有约两成犬接种了疫苗,狂犬病仍然猖獗。前车之鉴,值得我们认真学习,我们应该响应动物防疫部门的要求,定期为动物接种狂犬疫苗,以免感染。

✚【养生指导】

一、发病前预防

1. 定期为爱犬接种狂犬疫苗

目前我国对犬只狂犬病实施强制免疫制度,但为什么要定期为爱犬接种狂犬疫苗呢?因为给健康犬、猫等动物注射狂犬疫苗,使动物机体产生抗狂犬病病毒的特异性抗体,可以主动中和、消灭入侵体内的狂犬病病毒,从而达到预防狂犬病的目的。

全国各地动物防疫机构,如市级、各区县的动物疫病预防控制中心,乡镇兽医站,以及一部分获得市农委、区县农业局许可的宠物医院等正规定点单位,可以提供预防动物狂犬病的疫苗接种服务,这类疫苗主要有弱毒活疫苗、灭活疫苗、基因工程活载体疫苗3种。根据有关部门规定,只有注射过狂犬病疫苗的犬只,才能获得由动物防疫监督机构发放的统一印制的、有效的动物防疫证明。

同时,一定要重视宠物每年的疫苗注射,最好每年注射疫苗时间比上一年的注射时间提前两周左右,以防在疫苗快要到期失效时发生意外。需要注意的是,疫苗虽然要打,但不是万能的,不能解决预防犬只可能发生的任何疾病,若出现病症应马上前往宠物医院进行治疗。

2. 严禁与猫、犬过分亲密接触

犬类自古是人类的好伙伴,很多人家中都有爱犬,可以陪着散步、解闷、玩耍。人们感觉自己的爱犬非常洁净,性情温顺,即使偶尔咬伤、抓伤也不要紧,只有被那些疯犬(出现了狂犬病症状的猫、犬)咬伤才会患上狂犬病。其实这是一种错误的认识,外观正常犬咬伤也有可能导致狂犬病;当然患有狂犬病的犬只危害更大。

狂犬病的犬只常具有特殊的临床表现,一般表现为颈软、低头、垂耳、尾巴下拖、乱叫、声嘶、无目的的乱窜、不能正常转头转身,多在发病后5~7天死亡。如怀疑咬人的犬是狂犬时,应将其活捉,隔离观察10天。如果在观察期间出现上述病态或死亡,应将其送卫生防疫部门检疫检查鉴定,并可认定伤员是否被狂犬咬伤。

同时对于外观正常的猫、犬,很多人认为他们非常可爱,喜欢用手抚摸它们,与他们嬉闹,或者用食物挑逗它们,但这是很危险的。因为目前我国犬和猫的狂犬病有效免疫率较低,狂犬病在犬和猫中的流行率较高,有时外表健康的犬或猫可能携带狂犬病病毒,其危险性很大,人们被这些动物咬伤后仍可感染狂犬病,一定要严禁与他们亲密接触。

沪上中医名家养生保健指南丛书

二、发病后养护

人们一旦受伤，要立即进行伤口处理，可先将伤口的血挤出，然后用肥皂水或清水彻底冲洗伤口达 15 分钟，如有条件者可用大量过氧化氢液冲洗；冲洗后用 2% 碘酒或 75% 乙醇（酒精）涂擦伤口做消毒处理；伤口不要包扎，立即去医院注射狂犬疫苗。如果伤口较深、污染严重者还要注射破伤风抗毒素；如果伤口较深或头、面、胸部等关键部位被咬伤，同时还要注射狂犬免疫球蛋白。专家指出，狂犬病是 100% 可预防的传染病，而且只要及时清洗伤口、接种狂犬疫苗就完全可避免发病。

同时，被犬、猫咬伤或抓伤后，还要注意密切观察病情变化。比如，注意是否有发热、疲倦、不安症状，以及被咬部位是否有疼痛、感觉异常等症状，或者有没有恐水、恐风等症状。对于疑似狂犬病发作的患者，应立即送传染病医院隔离治疗。

【医患对话】

孕妇被犬咬伤、猫抓伤该怎么办？

首先，应及时规范处理伤口，伤口不要包扎，用肥皂水或清水充分清洗伤口，并立即去医院，在医生的指导下，全程足量接种狂犬疫苗，分别于当天、第 3 天、第 7 天、第 14 天、第 30 天各注射疫苗 2 毫升；严重咬伤者接种抗狂犬病血清或人狂犬病免疫球蛋白。目前狂犬疫苗在临床上没有观察到有不良反应，考虑到被咬伤者为孕妇，建议其家人随时观察孕妇情况，如有胎动异常或孕妇本人不适需及时就医。

其次，家中如养犬要避免再次接触，同时避免接触来路不明的其他动物。打死的动物严禁剥皮吃肉，并不要自己掩埋，防止野生动物刨土啃尸，污染环境。

第三节　虫　蜇　伤

邻居小朋友亮亮今年 7 岁了,跟着爸爸妈妈去了浙西大峡谷,一路上兴奋不已,唧唧呱呱像一只欢快的小鸟,跑前跑后非常开心。咦,他在干吗呢? 原来他发现了一个黑乎乎的马蜂窝,他对那个东西非常好奇,还顺手捡起了一根树枝捅了它一下。说时迟那时快,只见 7、8 只大马蜂嗡嗡嗡的冲他飞过来。"快蹲下! 抱住头!",爸爸一边喊着一边跑了过去,拿起衣服飞快的盖在了孩子的头上,自己也半抱着头蹲在那里一动不动。过了片刻的功夫,马蜂嗡嗡的飞走了。他们爷俩这也站了起来,亮亮倒是没受伤,可爸爸胳膊上、手上被叮了十几下,红肿一片,刺痛又麻木。"爸爸,你会不会中毒啊?"亮亮一句话说中了大家的心事,一家人都没有兴致玩下去了,急急忙忙去了医院。

➕【疾病概况】

虫蜇伤是我们生活中常常会碰到的小麻烦,常见的毒虫有马蜂、蜈蚣、蝎子、蚂蟥、刺毛虫等。虫类通过它们的毒刺及毒毛刺蜇使人发病,轻者仅有局部皮肤症状,严重者亦可引起寒战、高热等全身中毒症状,不应忽视。

虫蜇后,伤处多见灼热、刺痛、麻木、肿胀等不适,或出血,或皮疹风团,甚至出现全身皮肤潮红、汗出、烦躁不安、呼吸困难等重症。各种毒虫蜇伤治疗的基本原则是解毒消肿止痛祛风。肿胀明显时可冰敷;伤口予 1:5 000 高锰酸钾溶液或 2% 碘酊清洗;蜇咬处周围用 2% 普鲁卡因加地塞米松封闭;病情严重者应采用利尿、排毒保肾、糖皮质激素等治疗,同时口服季德胜蛇药片或穿心莲片等。病情危重者可行血液透析或按过敏性休克、中毒性休克处理。

但是不同的毒虫蜇伤人体,随着病情的严重程度不同,也会

沪上中医名家养生保健指南丛书

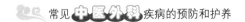

出现不同的临床表现。下面按不同的毒虫蜇伤分别论述。

1. 蜂蜇伤

是最常见的虫蜇伤,蜂的种类很多,有马蜂、蜜蜂、土蜂等。蜇伤后患者自感伤处有痛痒、麻木,并有灼热感。局部轻者出现中心有瘀点的红斑、丘疹;重者伤处一片潮红及肿胀,往往有水疱形成。并可发生头晕、恶心呕吐、恶寒发热、血压下降等全身症状。

2. 蜈蚣咬伤

也是常见的虫蜇伤。蜈蚣,俗称百足,在两前足各具有一对毒爪与其体内毒腺相通,蜇人时其毒爪刺入皮肤放出毒汁。蜈蚣咬伤处有两个瘀点,周围红肿,有剧痒,或其痛彻骨,轻者可无全身症状,严重者浑身麻木,发热头痛,眩晕呕恶,甚至心悸脉数,谵语抽搐。儿童被咬伤,症状多为严重,亦有危及生命者。病程较短,经治疗一般数日后症状可以消失。

3. 蝎蜇伤

局部可出现大片红肿,有时可发生水疱,患者自感剧烈疼痛,或痒痛间作伴有灼热感,亦可伴发淋巴管炎,局部出现淋巴结肿大。轻者无明显全身症状,严重者有寒战高热、恶心呕吐等全身症状,甚至可因呼吸麻痹而死亡。

4. 蚂蟥咬伤

多见于我国南方,多于水田中被咬,城市比较少见。蚂蟥叮咬后,受伤处微肿而流血水,不易停止,自觉轻微疼痛,或者伤处出现丘疹或风疹块,一般无明显其他自觉症状,如流血过多,可有面色苍白、头晕等症状。一般多伤在小腿暴露部位,并出血。如有继发感染,可引起局部红肿溃烂等。

5. 刺毛虫伤

也是很常见的虫蜇伤,又名射工伤。本病多发于暴露部位,如面、颈、前臂等部。初感局部瘙痒刺痛,势如火燎,久则外痒内痛,并在其刺毛侵入部位的中心,发生绿豆至蚕豆大小的风疹块样皮疹,周围有红晕。本病1～2周才能消失。如有数量较多的刺毛刺入皮肤,则表现为较大面积的弥散性红色斑片。

6. 蜘蛛咬伤

其症状和治疗早在《肘后备急方》中已有记载,咬伤局部周围红肿,自觉麻木疼痛,轻者可无全身症状,严重者浑身麻木,发热头痛,眩晕呕恶,甚至心悸脉数,谵语抽搐。

7. 跳蚤叮咬

跳蚤常寄生于猫、犬等动物的皮毛上,或隐藏在阴暗潮湿的墙壁、屋角等处。叮咬后局部可有出血性小点,周围绕以风疹块样皮损,有的亦可表现为水疱及肿块,中央并可见叮吮痕迹。皮疹多见于腰部系带处和下肢,但亦可见于身体其他部位,皮疹多为成群发生。自觉瘙痒剧烈,常有许多抓痕。

✚【养生指导】

总的原则:野外工作时宜穿戴防护衣,尽量减少皮肤的裸露。蜇伤后忌用手搔抓和过热的水清洗。不同毒虫采取不尽相同的防治措施。下面按不同的毒虫蜇伤分别论述。

一、蜂蜇伤

1. 发病前防护

不要在蜂场附近玩耍,不要在蜂场内跑动。观察蜂群必须带面网,不能穿肮脏、气味大的衣服进入蜂场。喝酒,吃蒜、葱后不能检查蜂群。不得在有胡蜂窝的树下或附近野炊,以免炊烟扰动蜂群而攻击人畜。但遭受到胡蜂或蜜蜂干扰时,不得用手扑打,不得逃跑,而应静止不动或慢慢向室内或者远离蜂群的方向移去。万一被蜇几下也不要慌,用网或布包头蹲下不动,待蜂飞走后再离去。

2. 发病后处理

局部被蜂蜇伤后,忌用手搔抓和过热的水清洗。局部被蜂蜇伤后,伤处如有折断的毒刺,可先用刀尖挑出,或先用镊子将

沪上中医名家养生保健指南丛书

毒刺拔去,然后用火罐拔出毒汁,涂搽 75% 乙醇(酒精)以防止感染。用玉露散金银花露水调外敷;或野菊花叶,或马齿苋,或夏枯草等,均用新鲜的捣烂外敷。内治方面治宜清热解毒,常用药物有黄连、黄芩、金银花等。西医多进行抗过敏、抗感染等治疗。

全身反应严重者,如发生头晕、恶心呕吐、恶寒发热、血压下降等全身症状,尽快送往就近医院给予抗过敏药物,并积极防治休克、感染、肾衰竭等。

二、蜈蚣咬伤

1. 发病前防护

搞好环境卫生,特别是清除杂草,注意宿舍、厨房和饲养禽畜等处的清洁卫生,家中保持整洁,尽量避免潮湿脏乱。加强个人防护,野外工作时宜穿戴防护衣,尽量减少皮肤的裸露。

2. 发病后处理

局部被蜈蚣咬伤后,忌用手搔抓和过热的水清洗。局部可用甘草、雄黄研为细末,以菜油调敷患处;或用新鲜桑叶捣汁外敷;或用金黄膏、玉露膏等药物外用。

蜈蚣咬伤一般不需要内服药物治疗,严重者可服蛇药片,或者清解片,或者金银花、甘草煎汤服。

蜈蚣咬伤后患者多饮水或西瓜汁,饮食宜清淡,忌牛羊肉、鱼、虾、蟹等腥味发物,以利于患者康复。

三、蝎蜇伤

1. 发病前防护

搞好环境卫生,清除杂草。加强个人防护,野外工作时宜穿戴防护衣,尽量减少皮肤的裸露。掌捏蝎子时应戴厚的手套,防止蜇伤。

2. 发病后处理

局部被蝎蜇伤后,忌用手搔抓和过热的水清洗。局部可用明矾、米醋调敷患处;或者中药川乌、石菖蒲等研细面,局部创面撒敷药面等。

蝎蜇伤,严重者可服蛇药片或清解片,金银花、甘草煎汤服。同时需采取西医对症治疗,如普鲁卡因局部封闭止痛,肌内注射阿托品防治心动过缓等。

蝎蜇伤后患者饮食宜清淡,多饮水,忌牛羊肉、鱼、虾、蟹等腥味发物,以利于患者康复。

四、蚂蟥伤

1. 发病前防护

搞好环境卫生,尽量消除水田中蚂蟥。水田中可予石灰氮等碱性肥料,或者撒美曲膦酯(敌百虫)等杀虫剂,可杀死蚂蟥。用丝瓜筋、旧草鞋、旧蒲鞋及稻草结等放在牲畜的血中浸透,捞起晾干后,晚上放在水田里,蚂蟥闻到血腥味,就成群的吸附过来,次日晨起可取出集中杀灭。亦可用辣椒秆、茄子秆或芝麻叶浸出的水,倒在水田里,杀死蚂蟥。

加强个人防护,入水田前尽量将裤腿扎紧,减少皮肤的裸露。可能裸露的皮肤处涂些肥皂水或者凡士林,避免蚂蟥叮咬。

2. 发病后处理

如蚂蟥吸附在腿上,只要用手掌轻轻拍击叮咬周围,或者用醋、酒、盐水、烟油、辣椒粉等涂搽被蚂蟥吸部,蚂蟥就会放松吸盘而落下,切不可强行拉下。若蚂蟥进入阴道、鼻腔内,可用香油滴入,蚂蟥即可伸出体外而除去之。亦可用青鱼胆滴于鼻腔内蚂蟥身上,可使它死亡。

蚂蟥去除后,先用手指按住伤口 1～2 分钟,使血止住,然后用 5% 苏打水洗净伤口,涂 2% 碘酒或 2% 甲紫(龙胆紫)溶液,并用干纱布包扎。如红肿溃烂,可用九一丹、红油膏外敷。

五、刺毛虫伤

1. 发病前防护

本病多在 6～9 月间刺毛虫繁殖季节发病,故可在刺毛虫的树上喷洒杀虫剂,以减少刺毛虫伤的发生。同时加强个人防护,尽量不要在树下乘凉、玩耍。同时着长袖衣裤,减少皮肤的裸露,避免刺毛虫刺伤。

2. 发病后处理

刺毛虫刺伤后,可用膏药加热熔化后,或用胶布粘贴患处,并立即取下,经多次反复,可将部分刺毛带出,然后用豆豉、菜油,捣烂敷痛痒之处。少时刺毛出现,即去掉豆豉及刺毛,再用白芷煎汤洗之。如红肿溃烂,可用九一丹、红油膏外敷,或用海螵蛸末掺之。

六、蜘蛛咬伤

1. 发病前防护

搞好环境卫生,特别是房屋角落,及时扫除蜘蛛网,家中保持整洁,尽量避免脏乱。加强个人防护,野外工作时宜穿戴防护衣,尽量减少皮肤的裸露。

2. 发病后处理

局部被蜘蛛咬伤后,忌用手搔抓和过热的水清洗。局部可用大青叶汁,麝香、雄黄末涂擦;雄黄、白矾涂擦;或用金黄膏、玉露膏等药物外用。

蜘蛛咬伤一般不需要内服药物治疗,严重者可口服蛇药片或清解片,亦可选用秦艽煎汤,或者苍耳草捣汁内服。

七、跳蚤叮咬

1. 发病前防护

注意清洁卫生,墙壁、屋角可喷洒杀虫剂,猫、犬身上和居卧之处定期喷射杀虫剂。灭蚤亦可用芸香放在火盆里,并将门窗关严。跳蚤闻到芸香的气味后,就往火盆里跳,不多久工夫,跳蚤就会被消灭掉。

2. 发病后处理

局部被跳蚤叮咬后,可用三黄洗剂外搽或者清凉油外涂,一般不需要内服药物治疗。

 ## 第四节　烧　烫　伤

赵阿姨今年60几岁了,平时腿脚利落,干活也麻利。可前天晚上不知怎的竟然自己把自己烫伤了,当时她手里端着一杯开水,不小心脚下一滑,人倒是没摔伤,可一杯热水全部洒在了胳膊上,顿时胳膊大片红肿起来,好不容易脱去衣服,发现竟然还有水疱,痛得很厉害。赵阿姨隐约记得听人说过烫伤涂酱油不会留瘢,就找来酱油涂在红肿的烫伤部位,还自己用缝衣针戳破了水疱,把水疱皮全部撕掉了,想这样会好得快点。可到了第二天,整个胳膊都红肿起来,人还有点发热,不得不去了医院。医生说她处理得很不对,不能乱涂酱油,水疱也应无菌针筒抽吸,还应尽量保留水疱处的皮肤,防止感染。哎,这可给赵阿姨好好上了一课。

【疾病概况】

烧烫伤是平时和战时很常见的损伤之一,既可发生在皮肤的局部损伤(即烧伤创面),也可以引起全身各系统和器官的一系列病变,故又称"烧伤病"。引起烧伤的原因很多,可概括为火焰、热气体(如热蒸汽)、热固体(如炽热高温金属)和较特殊的光辐射和放射辐射(如激光、微波、核辐射等),以及化学物质(如强酸、强碱等)灼伤。而日常生活中可见沸水、沸油、火焰、热水袋、汤婆子等水火烫伤。

中医学认为，引起烧烫伤的主要原因是强热的作用，侵害人体，轻者仅皮肉损伤，不影响脏腑，预后也佳，不留瘢痕；重者则皮开肉裂，且火毒炽盛，伤及体内阴液，或热毒内攻脏腑，以致阴阳平衡失调，变证百出，甚至有性命之忧，即使愈后也多留有瘢痕。

烧烫伤可能有多种临床表现，根据烧烫伤的程度可以分为Ⅰ度、浅Ⅱ度、深Ⅱ度、Ⅲ度烫伤。如果烫伤仅表现为局部红肿热痛，感觉过敏，表面干燥，这种烫伤为Ⅰ度烫伤，2～3日即可脱屑痊愈，不留瘢痕。如果烫伤局部剧痛，有大水疱形成，基底呈均匀红色，潮湿，感觉过敏，局部肿胀，这为浅Ⅱ度烧伤，1～2周后愈合，无瘢痕，有色素沉着。如果烫伤后局部痛觉迟钝，有水疱，基底苍白，间有红色斑点，潮湿，则为深Ⅱ度烧伤，多需3～4周愈合，常留有瘢痕。如果烧烫伤后，损伤除达皮肤全层外，还伤及皮下组织，甚至肌肉和骨骼，表现为皮肤感觉消失，无弹性，硬如皮革样，蜡白焦黄或炭化、干燥，伤后皮下静脉阻塞呈树枝状，则为Ⅲ度烧伤，多需2～4周焦痂脱落，形成肉芽创面，除小面积外，需植皮才能愈合，可形成瘢痕和瘢痕挛缩。

烧烫伤面积的大小，与疾病的严重程度相关。常用的面积计算方法为中国新九分法，即按人体体表面积化为11个9％的等分，另加1％，构成100％的体表面积。即头颈部：1×9％；两上肢：2×9％；躯干部：3×9％；双下肢：5×9％＋1％。另外常用的烧伤面积计算法，还有手掌法。不论性别、年龄，患者并指的掌面约占体表面积的1％。儿童烧伤面积略有不同，12岁以下儿童，年龄越小，头越大而下肢越小，可按下法计算：头颈部面积＝[9＋(12－年龄)]％；双下肢面积＝[46－(12－年龄)]％(图43)。

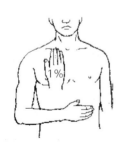

图43 烧伤面积的计算(手掌法)

沪上中医名家养生保健指南丛书

为了评估烧烫伤的严重程度,常规依据烧伤的深度及面积进行烧伤严重程度的分类。

Ⅱ度烧伤面积在 10% 以下,为轻度烧伤。

Ⅱ度烧伤面积在 10%～30% 之间,或者Ⅲ度烧伤面积不足 10%,为中度烧伤。

烧伤总面积在 30%～50% 之间,Ⅲ度烧伤面积在 10%～20% 之间,为重度烧伤。

烧伤总面积在 50% 以上,Ⅲ度烧伤面积在 20% 以上,为特重烧伤。

烧伤面积小者一般无全身症状,烧伤面积大且深者,多伴有发热恶寒、口渴唇干、尿少便秘等症状,严重者可出现休克、全身性感染及心肺肾功能不全等严重症状。

➕【养生指导】

烧烫伤的养生指导原则:清热解毒,益气养阴。

一、发病前预防

烧伤多因热源引起,因此生产和生活中在接触热源时宜小心谨慎,防止烧伤。除了应注意防火防爆,注意燃气安全、注意酸碱磷等化学物品、注意用电安全等大问题外;在平时日常生活中,许多细小的生活细节也应注意。

比如冬季长时间应用热水袋、电热毯,易引起低温烫伤,虽然烫伤面积不大,全身症状也不严重,但是多需要 1 个多月的时间才能痊愈,给人们生活工作带来很多不便。夏天穿衣单薄,烧菜时尽量穿着长袖上衣,防止热油溅伤。年纪大的人,或腿脚不利落的人,拿热水瓶、端热汤时,注意步速放慢,防止脚下打滑,被热水或热汤烫伤。糖尿病患者,尤需注意冬天洗脚时不要用太热的水,因糖尿病患者多合并感觉神经病变,感觉迟钝,对水温不敏感易导致烫伤,且烫伤后易导致严重后果。

沪上中医名家养生保健指南丛书

二、发病后养护

1. 小面积水火烫伤的处理

如果高温液体或者明火的烧烫伤,应迅速远离热源,用凉水冲淋或者浸浴,甚至冰块外敷,以降低局部温度,减少残余热力向深部组织的侵害。这对于以后的治疗和预后起关键作用。同时剪开烫伤处的衣裤袜,不要强行剥离,否则容易撕脱皮肤。

热烧伤造成的损害程度取决于热源温度和受热时间。家庭中常见的水火烫伤多发生于颈胸部及四肢。Ⅰ度烧伤伤及表皮,局部疼痛红肿无水疱,容易识别,症情也轻。如果出现了水疱,则为Ⅱ度烧伤,但烧伤真正深度有时在伤后不能即刻识别,有可能随着残余热力的深入而出现水疱,所以应密切观察创面。

中医药处理小面积烧伤别具特色,效果显著,简便易行。如果创面有小水疱,直径1厘米以下,注意不要自行弄破,须待水疱自行吸收,结痂蜕皮。对于较大水疱,用无菌针头吸尽疱液,保留疱壁。对于已破溃的水疱,用消毒剪清除疱皮,然后用灭菌盐水或消毒液冲洗创面,洗净创面后,外涂乳剂清凉油或市售蓝油羟,使油乳覆盖创面,每15分钟视创面湿润程度再次涂敷;使创面暴露,有利于观察创面变化。清凉油隔绝创面与外界接触,避免感染机会,利于散热,并有助于创面修复,愈后不留瘢痕。烫伤创面尽量保持无菌处理,避免接触水,如果有条件还应尽快到医院救治。

2. 化学品烧伤的处理

如果是化学品烧伤(包括各种强酸或强碱引起的烧伤),首先要用毛巾或软布擦去皮肤表面残留的化学品,再按化学品的不同性质进行个同的处理。强酸烧伤用弱碱液体如茶水冲洗,强碱烧伤用弱酸性液体如食用醋冲洗。如果一时不知道化学品的性质,就直接用大量清水冲洗。食管的化学品烧伤,如误喝了强酸或强碱,要迅速口服鸡蛋清。

3. 其他外治法

(1) 局部出现红斑、水疱时,应清洁创面后,用清凉膏、万花油、湿润烧伤膏外涂;或用地榆、大黄粉各等分,研末,麻油调敷;虎榆酊(虎杖、地榆、70% 乙醇)喷洒创面,每日 2～4 次,12～24 小时结痂,以后每日 3～4 次。

(2) 局部出现水疱溃破、红肿时,用黄连膏、红油膏、生肌玉红膏外敷;渗液多时,用 2% 黄连液、2% 黄柏液、银花甘草液湿敷。

(3) 水疱溃破、腐脱新生时,用生肌白玉膏掺生肌散外敷,瘢痕疙瘩形成者用黑布膏(黑醋 250 毫升,五倍子 100 克,蜈蚣 1 条,蜂蜜 20 克,砂锅内熬成黑色稠膏)外敷。

4. 中医中药治疗

中医中药治疗烫伤疗效显著,有益气养阴、清热解毒的功效。临证需辨证施治,需在中医外科医师指导下进行。可选用益气养阴清热的中药,如金银花、生黄芪、人参、西洋参、石斛、竹叶心等煎水饮服。

烧烫伤患者饮食宜清淡,可饮用新鲜蔬菜汤、瘦肉粥等,亦可适当选用新鲜瓜果,如西瓜、番茄、橙子、生梨等。

✚【医患对话】

1. 夏季小儿烫伤的防治

每逢夏季来临,小儿因热水烫伤来医院看急诊的明显增多,但如果家长能够保持一定的警惕性,就可以大大减少烧烫伤的发生。这些因素包括各种明火、高温物体、开水等。预防措施:禁止儿童进入厨房,教育儿童不要玩火,不要让儿童碰刚做好的饭菜,给儿童预备好凉开水,洗澡时先调好水温再让儿童进入浴室等。

沪上中医名家养生保健指南丛书

一旦发生烧烫伤,许多家长由于惊慌紧张,对突然发生的紧急情况不能做出正确的早期处理,使得小儿到医院时伤情加重。因为小儿皮肤娇嫩,经不起热力损伤,而且热力容易向深部渗透,最终加重小儿的痛苦,可能愈后留瘢。如果发生这种事情,应迅速将小儿抱离热源,如果是高温液体引起的烫伤,用凉水冲淋或者浸浴,甚至冰块外敷,以降低局部温度,减少残余热力向深部组织的侵害。这对于以后的治疗和预后起关键作用。同时剪开烫伤处的衣裤袜,不要强行剥离,否则容易撕脱皮肤。

家长需要特别注意的是,患儿烧烫伤后尽量不要随便外用药物,以防引起皮肤过敏。过敏不仅增加了治疗的难度,也加重了患儿的痛苦。而过敏大多是由于烫伤后自行外用了红花油等一类药物引起。

2. 秋冬老年人被窝中被热水袋、汤婆子烫伤为啥不容易治疗?

这种烫伤又名低温烫伤,烫伤温度不到100℃,烫伤面积亦不大,由于老年人感觉迟钝,又是熟睡期间,烫伤的时间往往较长,使皮肉在80℃上下热烤,组织较深层受创伤损害,加上老年人气血已衰,经络运行不畅,所以即使是浅Ⅱ度,亦需较长时间才能治愈。

所以秋冬季老年人用热水袋、汤婆子等需用毛巾包裹,防止低温烫伤。

 第五节　痛风性关节炎

王先生今年43岁,是名痛风患者,自第1次发病以来也有4～5年了,这期间疼痛时时发作,有时让他痛不欲生。说起自己的发病史,他说,起初血尿酸偏高,有1～2年的时间,没有什么特殊不适的症状,也就不怎么注意。后来出现关节疼痛,起初是脚上跗趾关节,后来逐渐发展到踝关节、膝关节,甚至几个关节都红肿疼痛。而且这痛也不一样,起初痛几天也就自己好了,现在不一样了,疼痛发作一次要持续很久也不能缓解。听说痛风对人体危害非常大,王先生现在非常担心害怕,整天这个也不敢吃、那个也不敢吃,感觉非常痛苦。

✚【疾病概况】

痛风是一种古老的疾病,早在公元前 400 多年,医学文献中就有关于痛风的记载。因其疼痛来去如风,故此得名。现在痛风也是一种世界流行的代谢病,是由于体内嘌呤代谢紊乱所致的疾病。随着我国人民生活水平的不断提高和饮食结构的改变,高嘌呤、高蛋白、高脂肪的大量摄入,痛风的发病率也明显升高,像王先生这样的痛风患者与日俱增。而痛风性关节炎,多是由痛风引起的关节红肿疼痛甚至变形,是由于嘌呤代谢障碍沉积于关节形成的关节炎症反应。大多数痛风患者后期都会出现痛风性关节炎及痛风性肾损害。

痛风可以分为原发性痛风和继发性痛风。原发性痛风是由于遗传基因异常导致嘌呤代谢障碍,常伴高脂血症、肥胖、糖尿病、高血压病、动脉硬化和冠心病等,属遗传性疾病。而继发性痛风是由其他疾病,如血液病、肾脏病、恶性肿瘤及药物等诱发。

痛风病以 40 岁以上的男性较为多见。起病急骤,好发于足第一跖趾关节,其次为足部其他关节,以及踝、腕、膝、肘关节等。其大多发生于饱餐后或半夜、凌晨,起病急骤,初期一般为单个关节红肿灼热,剧烈疼痛,不能入睡,发于足部的不能着地,数小时后出现压痛及关节活动受限,伴有发热、头痛、心悸,约经数日或数周逐渐消退,关节活动及外形可完全恢复。不会化脓,但少数患者可出现皮肤溃破,并有白色脂质样物排出,具有反复发作性。经多次发作后,关节可变肥厚,活动渐受限制,最后可形成关节畸形或僵硬,关节炎发作渐不明显,严重者可导致关节活动障碍、肾尿酸结石和痛风性肾实质病变(图 44～图 47)。

沪上中医名家养生保健指南丛书

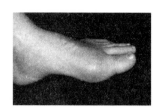

图44 痛风性关节炎

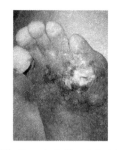

图45 痛风结石（溃疡）

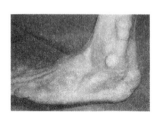

图46 痛风结石

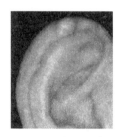

图47 痛风结节

西医治疗痛风性关节炎，急性期以对症治疗为主，以缓解红肿疼痛症状为目的，多选用消炎止痛类药物；慢性期一般选用丙磺舒、别嘌醇（痛风立克）等排尿酸或者降尿酸的药物。

"痛风"最早见于晋代《刘涓子鬼遗方》："痛风脚肿痛……"，《丹溪心法·痛风》指出痛风的特点是"昼静夜剧，如虎啮之状"。痛风亦属于中医学的"痹证"范畴，《医门法律》"痛风，一名白虎历节风，实则痛痹也"。中医学认为其病因病机：①脾肾亏虚，运化失职，湿浊内聚；②饮食不节，恣食肥甘，运化受阻，湿热内生；③情志不遂，忧思气结，气滞血瘀；④外受风寒湿热邪毒，气血经络受阻，从而使痰凝、气滞、血瘀，阻滞于筋骨、经脉、皮肉之间，痹阻气血而导致关节、筋骨、肌肉疼痛，甚至内脏损伤，主要是肾的损伤。中医的治疗原则：急则治其标，缓则治其本。急性关节炎期多为关节红、肿、热、痛等风湿热痹表现，治以清热祛风、祛湿通络治标为主。慢性关节炎期，关节红、热的表现不明显，而以酸冷肿痛为主,属于风寒湿痹,治以祛风散寒、除湿通络为主。若伴痛风结石、关节畸形等痰瘀证候的,可加搜风止痛、化痰祛瘀之品也为治标之法。病情迁延日久,由实转虚,损及肝肾,则会出现关节酸痛时作时休、关节屈伸不利、腰酸乏力、头晕耳鸣;甚至因慢性肾脏损害而出现血尿、蛋白尿、尿少、血肌酐升高等症,治疗应以补益肝肾、祛瘀通络治本,徐徐图之,此为"缓则治本"之意。

✚【养生指导】

痛风的养生指导原则:饮食控制、多饮水、多排尿、适当运动、调摄精神情绪。

1. 饮食控制

痛风病的饮食注意非常重要,是控制病情发展和防止复发的关键环节,应该提到与糖尿病饮食控制同等的高度。痛风病是嘌呤代谢障碍、尿酸增高引起的一组证候。因此,一定不能进食高嘌呤的食物(表1)。提倡节制饮食,防止肥胖,尽量避免高脂血症、高血糖状态。同时避免大量饮酒,酒精本身是高嘌呤,且代谢后影响尿酸排泄,尤其是啤酒。痛风病患者应该多食奶类、蛋类等优质蛋白,增加碱性食物摄入量(新鲜水果、新鲜蔬菜如萝卜、苏打饼干、碱水面等)。

表 1 不同食物嘌呤含量表

极大量嘌呤	羊心、胰、浓缩肉汁、肉脯、鲱鱼、沙丁鱼、酵母
大量嘌呤	鹅肉、牛肉、肝、肾、扇贝肉、鸽肉、野鸡、大马哈鱼、凤尾鱼、鲑鱼
中等嘌呤	荤食:鸡肉、鸭肉、猪肉、火腿、牛排、兔肉、脑、内脏(胃和肠)、牡蛎肉、虾、大比目鱼
	素食:酸苹果、扁豆、蘑菇或菌类食品、豆制品、青豆、豌豆、蚕豆、菠菜、花生
低嘌呤饮食	牛奶、鸡蛋、蔬菜(除菠菜)、水果

同时还要注意食物的烹饪方式,嘌呤为水溶性物质,而非脂溶

性物质,故水煮的方式可以使嘌呤溶于水中,减少食物中的嘌呤含量。所以,痛风患者可以采取水煮的方式烹饪,因为肉汤中含有大量嘌呤,而油炸的食品中嘌呤含量也相对高,所以要避免进食。

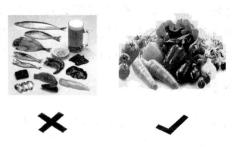

推荐的食疗方如下:

1) 薏苡仁、玉米、桃仁粥 取玉米须、叶煮汤取汁,加入薏苡仁 30 克,桃仁 15 克(捣烂成泥),玉米 15 克,粳米 50 克煮粥。有祛湿利水、活血通络之功用,适用于关节酸痛、尿少腿肿、有蛋白尿的患者。

2) 补气益肾粥 取黄芪、枸杞子、莲子肉、山药、红枣肉各 12 克,陈皮 6 克加粳米 50 克煮粥。有补益脾肾之功用,适用于慢性期脾肾两虚、大便溏薄的患者。

2. 多饮水,多排尿

人体的尿酸大约 3/4 由尿液排出,1/4 由汗液排出。因此,痛风患者应当多排尿,一般要求每日尿量>2 000 毫升。这就要求痛风患者适量补充水分。夏季汗液增多,更应适当增加液体补充,建议每日饮水达到 3 000 毫升,推荐痛风患者使用有刻度的水杯饮水,以确保达到足够的饮水量。喝水时注意分次饮用,尽量均匀分布于白天活动的时间中。另外,为防止夜间尿浓缩,可在睡前适量饮水。

那么饮什么水呢?痛风患者饮水宜选用白开水、淡茶水、矿泉水、果汁。而浓茶水、咖啡、可可等饮料有兴奋自主神经系统的作用,应避免饮用。

同时尿液的酸碱度,对于尿酸的排除也是具有重要作用的。当尿液 pH 为 5.0 时,每升尿溶解 60 毫克尿酸,pH 为 6.0 时,每升尿液溶解 240 毫克尿酸,pH＞7.0 时,则易形成钙盐结石,所以一般要求 pH 在 6.2～6.5。如果尿 pH 过低,尿酸不容易溶解排出,那么就应该适当多吃一些碱性食物,比如苏打饼干、碱水面、碳酸饮料等,使尿的 pH 值上升,有利于尿酸排出。

3. 缓解期做些合适的运动

痛风患者多运动可以减轻体重,降低机体的高代谢状态。但需要注意的是:运动本身是一项消耗能量的过程,在耗能过程中,会产生大量的尿酸。运动的同时大量出汗,使尿酸的排出相对减少,故运动后尿酸反而升高。并且某些运动方式损伤关节,加重关节炎,如长时间快步行走、登山、长跑等。故痛风患者提倡以有氧运动为主,同时尽量选择不损伤关节的运动,选择出汗量相对少的运动,如骑车、散步、游泳、打乒乓球、羽毛球、太极拳等。

同时本病的复发与机体状态也有很大关系,往往过度劳累可以诱发,因此,本病患者要注意劳逸结合,在急性期更应注意卧床休息,患肢关节要避免创伤,鞋袜宜宽松,注意保暖。

4. 调摄精神情绪

患了痛风之后,有些患者把痛风看得过于严重而引起精神紧张,有些患者则因病情没有及时控制而反复发作,或者看到其他痛风患者出现肾功能损害而透析时,便忧心忡忡,精神紧张。殊不知,精神紧张本身也可以引起尿酸增高,所以,痛风患者应该尽量放松心情,平时多参加一些有益的活动,转移注意力,不要自己吓唬自己。当然,也有些患者患了痛风,满不在乎,不采取任何防治措施,直至病情加重后悔不已。因此,对待痛风要有正确的态度,不能过于紧张,也不能麻痹大意,同时家人要为痛风患者创造一个良好的家庭氛围。

沪上中医名家养生保健指南丛书

✚ 【医患对话】

1. 痛风病的危害有哪些?

不少人在例行的体格检查中意外发现自己的尿酸指标高出正常值,这也许是一个危险的信号。随着生活条件的改善,现代人饮食结构中高嘌呤的成分越来越多,被诊断出高尿酸血症和痛风的人不断增加。而且痛风常和高脂血症、高血压病、肥胖、糖尿病、冠心病等有亲密的"伙伴"关系,经常共同发病。对于越来越多的这种"富贵病",它对我们的健康到底造成了多大的威胁呢?

首先大家要明确,高尿酸血症是痛风的基础,痛风病是长期嘌呤代谢紊乱导致血中尿酸增高引起关节、肾损伤的一组疾病。

痛风在中医学属"痹证"的范畴,又称"行痹"或"白虎历节风",意指其发病累及全身关节以及疼痛若白虎啃咬的特性。中医的病名非常形象生动,疾病对人体的危害程度可见一斑。

痛风在临床上给人们带来的痛苦,最常见的是急性痛风性关节炎反复发作。临床上常常可见很多患者,半夜突发关节疼痛,常因疼痛而惊醒,一开始以蹞趾及第一跖趾关节红肿热痛为多见,时间长了会在全身多个关节发病,比如膝关节、踝关节、肘关节、指关节等等,甚至多个关节同时发病,发作时疼痛剧烈,真似白虎啃咬一般,无法忍受。时间久了,反复发作的关节囊中会找到尿酸钠结晶,形成痛风石,如果溃破则会挤出白色若牙膏一样的脂质物,严重者可导致关节活动障碍和畸形,导致活动障碍。

最严重的危害是发生痛风性肾病,人们会发现自己的小便颜色发红(尿检有大量红细胞),或者小便中有大量泡沫(尿检有蛋白);或者人们发现即使自己喝的水跟以往相仿,但自己小便的量明显变多或者变少了。去医院检查一下小便常规或抽血查肾功能，发现自己肾功能异常了，更有甚者晚期发展成慢性肾衰竭（血尿素氮、血肌酐增多），直至尿毒症，需要靠透析治疗；或因肾小管被大量尿酸结晶阻塞，导致急性肾衰竭。

　　由此可见，痛风病的危害十分巨大，一定要引起高度重视，认真做好日常的饮食和药物治疗，定期去医院随访检查。

　　2. 痛风病的认识误区：药物的毒性和不良反应太大不能多用，不痛就不需要治疗了，只要不吃嘌呤高的食物血尿酸就能降下来？

　　很多患者认为，痛风不痛就不需要治疗了。这种观点不对，痛风缓解期的治疗和急性发作期的治疗同等重要，不可不治。这是因为缓解期虽然从外感受不到身体的不适，没有疼痛，但体内的高尿酸血症状态仍然存在，对肾脏等脏器的损害仍然存在，并且缓解期的治疗可以预防痛风的再次发作。痛风患者随着病程的进展，发作会越来越频繁，如果不治疗会导致其发作的周期越来越短。故而在痛风的缓解期，也就是不痛的时候，只要是血尿酸高，仍然需要治疗。

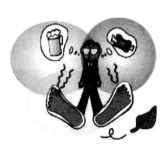

　　当然，还有部分患者会认为，缓解期血尿酸升高，我只要不吃高嘌呤的饮食，那血尿酸不就可以降下来了吗？其实这种认识也是不正确的，大部分患者单纯靠饮食控制血尿酸是不够的。这是因为血尿酸增高的原因分内源性与外源性两种，外源性的是指进食过多嘌呤高的食物所导致，但外源性尿酸只占到血尿酸增高原因的 20%～30%，而有 70%～80% 的原因是体内嘌呤代谢障碍引起的。如果想控制好内源性的血尿酸升高，单靠饮食控制是不够的，必须要靠药物治疗。

　　是药三分毒，很多患者觉得药物的毒性和不良反应太大，病

沪上中医名家养生保健指南丛书

情稍微缓解就停止服药。但临床医师认为，这种认识是不正确的。痛风的治疗主要包括两方面：急性期要快速、安全的控制疼痛及功能障碍；缓解期则应积极寻找引起高尿酸血症的原因及痛风相关的疾病，给予降尿酸治疗并预防其复发。就目前的医疗水平而言，痛风尚属无法根治的疾病，其容易反复发作的特点决定了其需要长期的药物治疗。

现代医学治疗痛风性关节炎的药物临床疗效可靠，但长期应用有较大毒性和不良反应，如胃肠道反应，长期应用时可引起肝肾毒性、骨髓抑制、神经系统的毒性、潜在的心血管系统安全性问题等，这些都限制了其在临床的长期应用。如秋水仙碱引起的腹泻会比较严重，有胃肠病的患者不宜使用；还要防范秋水仙碱对肝肾的损害。此外，吲哚美辛（消炎痛）等抗炎药对胃肠道刺激较大，有消化道疾病者慎用。由于大部分患者常伴有高血压、糖尿病、高脂血症、心脑血管疾病、肾功能不全等基础疾病难以耐受上述药物的长期治疗。

经过多年的临床验证，发现采用中西医结合的方案治疗痛风性关节炎，能将西药疗效迅速、肯定的优势与中药作用缓和、毒性和不良反应少以及减少急性发作的优势有机结合起来，扬长避短，既能迅速的控制急性期症状，恢复关节功能，又能有效的控制间歇期血尿酸水平，预防急性发作，同时还能减轻不良反应，从而达到最佳的临床治疗效果。患者可以在医师的指导下，考虑西药与中药的结合治疗。如痛风定胶囊、痛风排酸胶囊、四妙丸、萆薢渗湿汤、右归丸、参苓白术散等中药或中成药与西药联合应用，大多能取得较好的临床效果。

第六节　术后创口不愈（窦瘘）

赵老师今年 65 岁了，平常饮食起居非常注意，也经常锻炼身体，身体一直不错。3 个月前的一天，也没什么原因赵老师突然出现腹痛不适,痛得厉害,赶紧去附近医院看急诊,诊断为"急性阑尾炎"。要求马上入院手术。赵老师很紧张,但家人都安慰他,"这只是一个小手术,很快就好",并且为了损伤小恢复快,赵老师还选择了腹腔镜微创手术。但事与愿违,手术是很快就结束了,但不知是什么原因,赵老师腹部的手术瘢痕总是反反复复的溃破不愈。先后去了多家医院,做过数次清创手术,但手术瘢痕还是时溃时愈。无奈之下,赵老师听人介绍去了某三甲中医院中医外科,在那里做了窦道造影CT,诊断为阑尾炎术后窦道形成,经分阶段综合应用祛腐生肌的药物,治愈出院了。赵老师非常满意,再也不愁眉苦脸了。

✚【疾病概况】

随着医学的发展,大家都感到,越来越多的病都可以采用手术治疗了,而且以前很多大手术现在都成了微创小手术,受到大家欢迎。但是随着手术难度的提高、微创手术、介入手术的开展,术后创口不愈的病例也有所增多了。术后创口不愈是指头颅、胸、腹、盆腔及四肢体表外科手术后创口超过1个月而不愈合,或者创口小,内里深,脓水不断,经久不愈,形成窦瘘。这类疾病虽然一时不致危及生命,但是局部反复溃破不愈,拖累病患,影响了生活质量。

术后创口不愈(窦瘘)多有明确的手术史,临床见到术后创口出现红、肿、热、痛等感染症状,继而溃破出脓,脓水淋漓,久不愈合。有时溃口暂时闭合,半月后又穿溃出脓,反复迁延,或伴有发热、口干、便秘等症状。有时溃口有手术丝线、线结、死骨片等异物排出。术后创口不愈深浅不一,伴有窦瘘的,有数厘米到十数厘米深长。

中医学认为,外科手术后,手术伤气,脾弱不运,局部肌腠血络受损,气虚血亏,肌失所养,新肉不生,或术后创口感染外邪,郁热化腐等导致创口久不敛。

沪上中医名家养生保健指南丛书

对于术后创口不愈(窦瘘)的治疗,在治疗之初必须完善相关检查,如行局部 B 超、X 线摄片、窦道造影 CT 等相关检查,了解创口窦瘘与邻近组织、器官的关系,以及创口窦瘘的长度、走向、深度、有无异物等(图 48,图 49)。

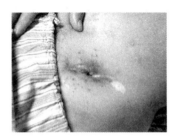
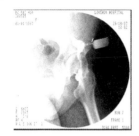

图 48　窦道　　　　　　图 49　窦道造影

术后创口不愈的治疗,西医多以抗感染、清创治疗为主。中医综合治疗多采用分期辨证论治,内外结合治疗,内治多根据临床症状辨证分为气血两虚及余毒未清证型。同时综合有序地配合中药贴敷法、灌注疗法、垫棉绷缚法、扩创引流法、煨脓祛腐法、活血生肌法、拔火罐等诸多外治疗法,避免患者再次行清创、扩创的损伤,对于某些邻近重要脏器、骨骼而不宜手术的患者,提供了有效的治疗方法,当然患者需至中医外科专业医师那里诊治。

【养生指导】

术后创口不愈的养生指导原则:预防为主,治疗为辅;治疗以外治为主,辅以内治。

▬ 发病前预防

1. 避免局部感染

注意术后切口清洁,常规无菌换药操作,避免感染。无菌创面可隔日换药,夏季宜每日换药,常规予乙醇(酒精)湿敷、无菌敷料覆盖。局部创面禁止触水,尤其洗澡、擦身时应当注意。择期手术的患者尽量避开天气炎热的夏季,避免因出汗导致的切口感染。

保持局部引流通畅,避免局部创面积液。如果创腔较深或易出血的部位,宜放置引流条;换药操作应轻轻滚压创面,使积血、积液排出,以利于引流通畅。

遵手术医师的医嘱,定期门诊随访就诊,积极治疗可能出现的并发症。按要求按时定量口服或静脉滴注抗生素等相关药物,将手术创面感染的可能性降至最低。

2. 术后注意调理

手术患者禁食后先宜服用好消化的半流质饮食,如米粥、面条等,饮食宜清淡,少食多餐,不宜过于油腻。消化功能逐渐恢复后,可适当增加营养,多食容易消化又含有丰富的蛋白质和维生素的食物。对于平素体质虚弱及术后体弱者,应注意少食多餐,适当增加营养,如鸽子汤、鱼汤等。同时注意荤素搭配,广食杂粮,以保证身体所需的营养素,对促进病体康复、增强抵抗力、促进创面愈合有很大的助益。

对于年纪大的患者应提防糖尿病,对明确诊断为糖尿病的患者,应积极控制血糖,可应用口服降糖药或胰岛素治疗,空腹血糖宜控制在 7 mmol/L 左右,餐后血糖宜控制在11 mmol/L左右,避免高血糖引起的术后创面不愈。

同时手术后患者宜卧床静养,注意休息,避免剧烈运动或工作。休息时间应适当延长,避免出现身体未愈就急着工作、运动的情况。身体情况好转后,可遵照医嘱,适当活动,如散步、慢跑等。对于术后创面初愈的患者,避免进行游泳等长期浸泡于水中的运动,防止术后创面感染。

二、发病后养护

1. 完善相关检查

出现术后创口不愈的情况,应及时就医诊治,避免小病不治拖成大病。在治疗之初必须协助医师完善相关检查,如球头银丝针探查窦道的走向和深浅;局部 B 超、X 线摄片、窦道造影CT、磁共振(MRI)等相关检查,了解窦道的位置、形态、数量、长度、走向、分支、残腔以及与邻近组织器官的关系。局部脓液细菌培养加药敏试验指导用药等。

2. 酌情药物调治

中医诊治术后创口不愈,多内治与外治相结合,但首先需区分气血两虚证与余毒未尽证。如果患者局部表现为疮口色淡,肉色灰白,脓水清稀淋漓,经久不愈,新肌不生,并且伴有面色㿠白、神倦乏力、食少懒言等症状者,多辨证为气血两虚证。多予生黄芪、党参、当归等补益药物调理。

推荐食疗方:冬季可食用当归 50 克,羊肉 500 克,即羊肉中加少许当归清炖,口感极佳;其他时令用黄芪 30 克,当归 30克,党参 30 克,枸杞 15 克等补益类药物与鸡、鸭、排骨等食物煮食,具有补益气血的作用。

如果患者局部见疮口胬肉高凸,久不收敛,脓水淋漓,时稠时清,时多时少,有时局部可有轻微红肿热痛症状者,多辨证为余毒未尽证。可服用生黄芪、紫花地丁、金银花、皂角刺等益气托毒药物。

推荐食疗方:黑鱼 500 克,生黄芪 30 克,紫花地丁 15 克,皂角刺 9 克,煮食服用;或者鸭子半只,生黄芪 30 克,金银花 15克,皂角刺 9 克,煮食服用。

3. 关注中医换药操作

术后创面不愈中医外治疗效显著,在具体操作时应注意的事项如下。

1) 创面脓腐未净,用九一丹祛腐生肌,红油膏盖贴。有线头、碎骨等异物的应在换药时取出。疮面脓腐渐净,疮口流出黏液稠水,用生肌散、白玉膏或红油膏外敷。疮面有出血时,用桃花散或云南白药治疗。

2) 对于创口过小,脓出不畅而用其他引流、垫棉等方法治疗无效、窦道所在部位允许做扩创手术者,可以探针为引导,沿探针方向切开窦道,以刮勺搔刮窦道内肉芽组织及窦道壁纤维结缔组织,有线头、碎骨异物等应予扩创取出,并使创腔呈现口大底小状,有助于创口愈合。

3) 对于邻近心、肝、脑、肺等重要脏器或颅骨、胸骨等骨骼而不宜行手术扩创的窦道患者,可行拖线治疗。拖线治疗是在常规消毒、麻醉下,取低位辅助切口,以球头银丝引导,将数股丝线贯通管腔,将药物掺于丝线上,来回拖拉数次,2周左右拆除拖线,使创口窦道内的异物排出腔道体外,有助于创口愈合。

4) 对于窦道分支多,管道狭长,药线引流无法到位,又不宜做扩创者,可予滴灌疗法。滴灌疗法是用输液针头胶管插入窦道,接注射器缓慢注入拔毒祛腐或生肌收口药液。对创腔较深者,可将药液注入盐水瓶加压滴入管腔,使复杂创口窦瘘内的异物、污物排出,有助于创口愈合。

5) 创面脓腐脱尽,新肉生长阶段,可予垫棉绷缚法。在使用提脓祛腐药后,创面脓液减少,分泌物转纯清,无脓腐污秽,脓液涂片培养提示无细菌生长,可用棉垫垫压空腔处,再予加压绷缚,使患处压紧,促使腔壁粘连、闭合。7~10天管腔收口后,继续垫棉加压绷缚10~14天,以巩固疗效,避免复发。

6) 治疗后期还可以辅以微波理疗、激光针治疗等物理疗法,促进创面愈合。

中医换药操作时,手法宜轻柔,切忌暴力探查,以免形成假道造成人为损伤,并且宜查明空腔走向、深度、范围、有无支管等,换药到位,避免假性愈合。同时注意创面卫生,如创面渗出较多时,宜勤换药,保持疮面周围皮肤的清洁干燥,预防创周皮疹的形成。

【医患对话】

手术创口不愈是手术医师的责任吗?

沪上中医名家养生保健指南丛书

　　有些患者会以为，手术创口不愈合，毫无疑问就是手术没做好，是手术医师的责任，其实也不完全是这样。很多术后创口不愈，其发病是由于手术创口内脂肪液化、内留丝线排异反应或缺血等原因造成。当然也有一部分是因为手术后创口沾染细菌、污物而引起。

图书在版编目(CIP)数据

常见中医外科疾病的预防和护养/唐汉钧主编.—上海:复旦大学出版社,2013.10
(复旦·养生.沪上中医名家养生保健指南丛书)
ISBN 978-7-309-09823-5

Ⅰ.常… Ⅱ.唐… Ⅲ.外科病证-中医治疗法 Ⅳ.R26

中国版本图书馆 CIP 数据核字(2013)第 137599 号

常见中医外科疾病的预防和护养
唐汉钧 主编
责任编辑/贺 琦

复旦大学出版社有限公司出版发行
上海市国权路 579 号 邮编:200433
网址:fupnet@ fudanpress. com http://www.fudanpress. com
门市零售:86-21-65642857 团体订购:86-21-65118853
外埠邮购:86-21-65109143
常熟市华顺印刷有限公司

开本 890×1240 1/32 印张 7.25 字数 172 千
2013 年 10 月第 1 版第 1 次印刷

ISBN 978-7-309-09823-5/R · 1322
定价:20.00 元